健康传播材料创作

系列丛书

上海市加强公共卫生体系建设三年行动计划项目
（GWVI-6）
上海市加强公共卫生体系建设三年行动计划重点学科建设项目
（15GWZK1001、GWVI-11.1-44）

健康传播材料
制作评估

高晶蓉　黄晓兰　主编

复旦大学出版社

图书在版编目(CIP)数据

健康传播材料制作评估/高晶蓉,黄晓兰主编.--上海:复旦大学出版社,2025.3
(健康传播材料创作系列丛书)
ISBN 978-7-309-17359-8

Ⅰ.①健… Ⅱ.①高… ②黄… Ⅲ.①健康-传播学-材料科学 Ⅳ.①R193

中国国家版本馆 CIP 数据核字(2024)第 066417 号

健康传播材料制作评估
高晶蓉 黄晓兰 主编
责任编辑/方 晶

复旦大学出版社有限公司出版发行
上海市国权路 579 号 邮编:200433
网址:fupnet@fudanpress.com http://www.fudanpress.com
门市零售:86-21-65102580 团体订购:86-21-65104505
出版部电话:86-21-65642845
上海四维数字图文有限公司

开本 787 毫米×1092 毫米 1/16 印张 13.25 字数 209 千字
2025 年 3 月第 1 版
2025 年 3 月第 1 版第 1 次印刷

ISBN 978-7-309-17359-8/R·2092
定价:78.00 元

丛书编委会

总主编 高晶蓉

副主编 唐文娟　钟蔚芝　朱跃国　丁　园
　　　　　姜综敏　陈　德

编　委 （按姓氏笔画排序）
　　　　　丁　园　王　剑　王继伟　乐坤蕾
　　　　　朱跃国　刘惠琳　宋琼芳　张成钢
　　　　　张　璇　陈　德　金　伟　胡亚飞
　　　　　钟蔚芝　姜综敏　高晶蓉　唐云龙
　　　　　唐文娟　黄晓兰　董悦青　魏晓敏

本书编委会

主　编　高晶蓉　黄晓兰
副主编　张成钢　刘惠琳　张　璇
编　委　（按姓氏笔画排序）

叶　瑜　刘惠琳　苏　洁　杨建军

束翠华　吴贞颐　沈　红　张成钢

张欣蕊　张　璇　陈　德　赵加奎

柳怡章　郗书卉　姜　玉　顾　懿

徐予洺　高晶蓉　黄晓兰　续　琨

欣闻"指南" 喜见"规范"

健康是人类永恒的话题,而如何"说好"这个话题,则是我们健康教育与健康促进工作者永远需要研究的学问。

我还记得当年在卫生教育馆,我们制作卫生知识小册子来宣传传染病防治知识,做流动图片、开宣传讲座、办各种展览,还举行文艺演出:邀请上海滩人人皆知的周柏春和姚慕双来唱滑稽戏。为什么?因为老一辈人都喜欢,只有从人们喜欢的事物入手,才能吸引他们的目光,让更多人愿意接受我们的健康教育。

社会在进步,时代在变化,健康教育的理念也应与时俱进。如何将单向的、指令与号召式的卫生宣传,转变为有针对性的、积极引导群众主动参与的健康教育? 健康传播材料创作,至关重要。

当下,人们接受健康信息的途径越来越多。这对于我们而言,既是机遇,也是挑战:当然,我们可以通过更多样的渠道与更广泛的覆盖,向群众开展工作;而另一方面,我们所要"给予"的,是不是群众所乐于"接受"的呢?我们有专业知识,但同时更要懂得如何"用好"我们的专业知识。

深感欣慰的是,上海市健康促进中心主动承担起专业支持的重任:他们组织编写了这套健康传播材料创作系列丛书——从平面材料制作、视频材料制作到新媒体材料制作,甚至包括健康传播材料的发放技巧、效果评估,等等。在我看来,这是为全国健康教育与健康促进工作者提供"指南"与"规范":如何用既科学又有趣的方法,既严谨又活泼的形式,既权威又亲切的态度,来创作我们的健康传播材料? 这套丛书,会给你答案。

我始终认为,健康教育与健康促进工作者,必须感受时代的脉动,必须触摸心灵的温度,"同呼吸,共命运",才能真正为人民群众带来健康福祉。

胡锦华

2025 年 2 月

前　言

　　在人们对健康重视程度日益提升的当下,准确、有效的健康信息传播显得尤为关键。健康传播材料是连接专业医学知识与大众认知的桥梁,将晦涩的健康理念、复杂的养生之道,以通俗易懂、简洁明了的方式传达给大众。然而,其效用并非总是尽如人意。把握好内容的精准度、形式的吸引力、传播的覆盖面等因素,健康传播材料便可脱颖而出;可一旦有所偏差,反而会成为鸿沟与阻碍,使老百姓错过有用的信息。

　　为给健康传播材料制作者们提供一套全面、深入且实用的制作与评估指南,《健康传播材料制作评估》一书应运而生。本书涵盖了健康传播材料制作评估的基本概念与重要性,深入探讨了从形式的选择、评估的开展到具体技术实施的各个环节,并对平面、视听、实物及融媒体等不同形式的健康传播材料展开了分门别类的指导。

　　在内容方面,我们提炼了健康传播材料评估的一些核心要素,如目标受众分析、信息准确性验证、传播效果预测等,为评估工作提供了强有力的科学支撑;书中还纳入了一些真实的案例,展示了如何在实际工作中灵活运用上述技巧,使评估工作更加准确、高效。

　　同时,健康传播材料不仅要传递准确的信息,还要注重美观与实用性的结合,这就是书中所强调的设计与表达。所谓"美"的设计与表达,涵盖了设计原则、视觉元素、语言风格等多个方面,相信这样的作品更能契合这个信息爆炸时代的特质。

　　一份健康传播材料的制作评估要经历创意与专业的碰撞、内容与形式的磨合。本书的编写和出版，并非终点，而是全新的起点。我们期望通过这本书，为健康传播材料的制作提供一些有意义的参考，为健康教育与健康促进领域带来更多严且实、美而精的作品。

编者

2025 年 2 月·

目 录

第一章

健康传播材料制作评估概述

随着大众对健康的重视程度不断提升，健康传播的重要性也日益凸显。为了获得更好的健康信息传播效果，我们在健康教育活动中经常需要使用辅助材料。健康传播材料的合理使用是在实施健康教育与健康促进计划的过程中获取好的传播效果的必要手段和方法。作为健康教育专业人员，掌握健康传播材料的评估技术，不仅可以了解受众对材料的接收情况和信息传播效果等，还可以总结经验，发现不足，进而指导其他健康传播材料的开发。

第一节　健康传播材料的概念、分类

一、健康传播材料的概念

健康传播是一个不断发展的交叉学科，很多学者提出了各种不同的概念。钮文异提出健康传播是以"人人健康"为出发点，运用各种传播媒介渠道和方法，以维护和促进人类健康为目的而制作、传递、分散、交流、分享健康信息的过程。夏沃(Schiavo)总结了健康传播不同概念的关键词，提出了以下概念："健康传播是分享健康信息给不同受众的多层面、多学科手段，目标是影响、吸引和支持个人、社区、卫生专业人员、特殊群体、政策制定者和公众来支持、引进、采用或维持最终将改善健康结果的行为、做法或政策。"从该概念可看出,健康传播以信息传播为手段,有着不同层面上的受众,会在行为、行政和社会上产生影响。

健康传播,根据字面意义可以简单理解为健康领域内的传播活动。因此其内涵很大程度由当代对健康和传播的理解所决定。在信息飞沫化、传播者去中心化和大众生活社交媒体化的背景下,多个领域的公共传播都面临着实现从宣传到对话、从信息流到关系网、从利益共同体到价值共同体的观念与范式创新的挑战。当前的健康传播非常注重与受众沟通的双向性和平等性。健康传播者不能把自己视为知识的启蒙者、把目标人群视为问题人群、把健康传播视为单向宣教或自上而下的健康教育,而是应该将受众视为问题的共同解决者,给他们留足表达的空间,去理解和体会他们的所思所想和所需所求。只有在不断沟通交流中,健康促进的知识和技能才能得到有效传播,也更能被理解和接纳。

健康传播材料(health communication material)是健康传播活动中健康信息的载体,是向目标人群传送信息的工具,其根本目的是获取更好的传播效果。健康传播材料也称为健康教育材料(health education material)和健康媒体材料(health media material)。和单纯的口头传播相比,在健康传播活动中配合使用健康传播材料会获得更好的传播效果。使用健康传播材料,可以让信息呈现变得更生动有趣,也方便多次阅读,有助于目标人群的理解和记忆。通过健康传播材料,能让健康信息实现跨越时空的扩散,覆盖更广阔的地区和更多的人群,同时也避免了在多级传播中造成信息走样等问题。

健康传播材料的设计、制作和使用要考虑健康传播过程中的基本要素影响。

（一）传播者

在新媒体时代,人人都是传播者。但在这里,我们所表达的传播者指的是信息的原始发出方。传播者决定了向受众提供哪些信息,并试图通过信息造成什么影响。传播者健康领域的专业水平和必要的传播与教育技能决定了健康传播材料的质量。此外,传播者的社会形象,如威信、吸引力等,也影响了健康材料的传播效果。出于这种考虑,业界经常会设计一个平易近人的卡通形象或是请业内精英等担任健康传播大使,借由他们的良好形象打造健康传播品牌形象。

（二）受众

人的认知资源是有限的。受众在接受新信息时会有选择性注意、选择性理解和选择性记忆。健康传播材料传递的信息要获得受众的主动选择,要考虑受众心理因素的影响。一般来说,受众在接受信息传播过程中具有以下共同心理特征:求真(真实可信);求新(新鲜、新奇、吸引人);求短(短小精悍、简单明了);求近(与受众在知识、生活经验、环境、空间及需求欲望方面接近);求情厌教(喜欢富有人情味的、动之以情的信息,而厌恶过多的居高临下的说教)。受众社会经济文化特征(如性别、年龄、教育背景、社会地位、经济程度、风俗习惯、生活社区等)和健康状况的不同,其对于健康信息的需求、信息的接受能力、信息传播形式的喜好也会有所不同。健康传播材料的制作要从确定目标受众开始,根据目标受众的需求和特点决定选择什么样的健康信息和传播渠道。

（三）健康信息

健康信息决定了健康传播材料的内容和形式。完整的健康信息内容应该包括定义、原因和行为指导,即"是什么""为什么"和"怎么做",要具有针对性、科学性和指导性。健康信息可以在科学框架下晓之以理,用事实和数据让接受者采纳所传达的健康信息;也可以在人性化框架下动之以情,展现人文关怀。比如标语"请吃饭不如请出汗"既尊重了人的社交需求,引发现代人对吃饭社交单调性的共感,教育大家要多进行中等强度以上的运动;或用打动人心的话语引发亲情、社会情、爱国心等情感,比如爱国卫生运动所传播的健康信息将群众高涨的爱国热情转化为科学的、具体可实践的卫生行动。可以用正面案例树立榜样加以鼓舞,比如宣传无烟婚礼、无烟家庭;也可以使用恐惧驱动,宣传危害以加强警惕,比如在烟盒上印上黑肺、黄牙的图片。总之,健康信息的表达形式丰富多样,采取哪种表达方式应根据传播目的和受众需求而设计。

（四）传播渠道

传播渠道指传播者发送信息、受众接受信息的途径。传播渠道的选择要考虑受众的偏好和可及性,这在一定程度上也决定了传播材料的形式。比如,针对出租车司机进行健康传播,较好的传播渠道是广播电台,由此也决定了要制作健康传播音频材料。随着科技的发展,媒体也在更新换代,从报纸、广播、电视机、互联网发展到移动端互联网。使用人工智能技术实现精准科普推送让受众及时获得权威的健康信息是现在正被热烈探讨的健康传播新模式。此外,使用增强现实(augmented reality,AR)技术和虚拟现实(virtual reality,VR)技术也是健康传播发展的新方向。如使用虚拟医生传达健康信息;用追踪投影技术展示运动时肌肉的变化以教会受众更好地掌握运动技能;用VR模拟体验患病人群的躯体感受等。传播渠道技术的发展,对传播材料的制作技术也提出了更高的要求。

(五) 环境

影响健康传播材料的环境因素可以分为自然环境因素和社会环境因素。自然环境因素包括传播活动地点、环境布置、季节、天气等。社会环境因素包括社会经济状况、传统文化习俗、政策法规、道德规范、社会风气、流行事物、舆论热点等。

(六) 噪声

噪声指的是传播环节中影响信息准确传达给受众的干扰因素。范德伯(Verderber)将噪声归类为外部噪声(external noise)、内部噪声(internal noise)和语义噪声(semantic noise)。外部噪声指影响传播过程中的感官干扰因素,如声音干扰、视线干扰等。内部噪声指影响传播过程中的思想和情绪干扰因素,如健康传播材料中含有过于居高临下的说教可能会引起受众的逆反心理,从而抗拒所传递的健康信息。语义噪声指某些语言符号带来的传播者本意之外的含义,导致受众对信息无法正确解读。语义噪声可能由文化差异、表述习惯的不同、多义词句符号等引起。

(七) 反馈

反馈指对健康传播材料做出的反应和把这种反应返回给传播者的过程。反馈可以显示受众是否以及怎样听到、看见和解释传播者的信息,是评估和改进健康传播材料的重要信息。

二、健康传播材料的分类

健康传播材料种类多样。随着信息技术的发展和网络的流行,健康传播材料有了新的发展和不同的特点。因此,以下将分开论述传统媒体健康传播材料和新媒体健康传播材料。

(一) 传统媒体健康传播材料

1. 按材料形式分类

目前可分为三大类:平面材料、视听材料和实物材料(表1-1)。

表1-1 传播材料形式分类及优、缺点

形式分类	优点	缺点
平面材料	可重复使用,可留存,成本低	对受众的阅读能力、文化水平有一定要求
视听材料	直观,更具感染力,对文化水平要求低	制作成本高,信息查阅不方便
实物材料	实用性高,信息精练,便于记忆	制作成本较高

(1)平面材料:主要通过文字和图片传播健康信息,如报纸、杂志、折页、单页、招贴画、小册子、传单、画册、挂图等印刷产出的材料,也包括手工绘制的板报、展板以及广告牌等。

(2)视听材料:电影、幻灯片、影碟、录音带、录像带、电子显示屏等。

(3)实物材料:有健康教育意义的物品,如人体模型、健康食品模型;印有健康传播信息的物品,如挂图、年历、扑克牌、扇子、书签、台历、纸杯、杯垫、钥匙扣等。

2. 按传播类型分类

根据常见的健康传播类型,可以将健康传播材料分为人际传播材料和大众传播材料(表1-2)。

(1)人际传播材料:人际传播指个人与个人之间的信息传播活动。基于人际传播媒体形式的差异,还可以进一步把人际传播划分为直接传播和间接传播

表 1-2 传播类型分类及优、缺点

形式分类	优点	缺点
人际传播材料	便于双向互动,反馈及时,针对性强,传播深度大	信息量小,覆盖面小,传播速度慢
大众传播材料	覆盖面广;具有时效性,传播速度快;统一成批生产,信息的标准化和规范化有保障	单向传播,反馈速度慢且缺乏主动性,传播深度浅

两种形式,即面对面直接进行信息交流和通过传播媒体进行远距离交流。人际传播材料可以是面向个人发放的,比如个别劝导、健康咨询时发给个人或家庭使用的材料,常见的有健康教育处方、折页、小册子等;也可以是面向一群人发放的,比如在讲座、小组讨论、培训班等活动中呈现、发放的材料。

(2)大众传播材料:大众传播指专业化的媒介组织运用先进的传播技术和产业化手段,以社会上一般大众为对象而进行的大规模的信息生产和传播活动。大众传播中使用的健康传播材料,具有公开性,负有重大的舆论导向责任。大众传播的媒介主要是指报纸、杂志、书籍、广播、电视、电影等媒介。此外,在社会上广泛张贴或发放传单、标语、宣传画等也属于大众媒介。

上述分类并不是绝对的,同一个材料根据发放的渠道不同可以同时是人际传播材料和大众传播材料,根据不同的制作也可以演变成不同的形式。比如,同样的文字图片,印在纸张上是平面材料,印在扇子上可以变成实物材料。

(二)新媒体健康传播材料

随着互联网的普及,媒介新产品不断推出,传统媒体加速向新型媒体战略转型,新媒体成为了当代健康科普的重要阵地。新媒体的"新"是相对意义的,从不同的时间节点来看,新媒体的范畴会有所不同。就当前总体上而言,新媒体指的是互动式数字媒体。新媒体利用网络技术、移动通信技术、人工智能等数字化技术,通过手机、电脑、移动电视等终端向用户提供信息,打破了传统媒体对信息的控制和垄断,使得传受双方及受众之间互动性更强,用户得以表达需求并自主选择自己需要的信息,同时还可以参与内容的制作和发布。

新媒体健康传播材料指的是依托新媒体途径传播的各种健康材料,与传统媒体健康传播材料相比,具有以下优势。一是传播效率高、成本低、覆盖广。新媒体传播兼具人际传播和大众传播的特性,形成了一种新的传播形式,可以实现几何级的传播效果,在传播速度、广度、深度上具有更大的潜能。二是形式更加丰富多彩。新媒体传播材料可以是文字、图片、视频、音频的任一种或者几种的组合,打破了传统媒介形式间的壁垒。三是检索便捷。新媒体健康传播材料进行了数字化存储,用户可以利用搜索引擎,快速便捷地获取所需信息。与此同时也要注意,对于不熟悉手机、电脑等智能电子设备的人群而言,新媒体传播材料还是存在使用不友好的情况,建议按实际情况和传统媒体结合使用。此外,新媒体平台上的信息铺天盖地且良莠不齐,如何在保证健康传播材料科学性的同时,提高传播性也是一大考验。

当前国内健康传播常用的新媒体平台主要有微博、微信公众号、小红书、抖音、哔哩哔哩等。他们各有各的特点,可以根据实际情况灵活选择(表1-3)。

表1-3　新媒体平台分类及特点

分类	特　点
微博	信息碎片化,支持发布简短的文字、文章、视频;发布门槛低,时效性强,可以实时更新内容;社交性强,信息以社会网络化的形式传播,交流结构开放,用户互动便利;提供个性化信息选择,用户自主选择关注的对象接受信息。
微信公众平台	内容丰富详细,以长文章为主,文章内除了图文,还支持插入语音和视频;发布门槛高,时效性受限,公众号每日推送文章数量和次数有限,对发布前审核有更高要求;微信用户群庞大、黏度高,潜在受众广,微信生态圈互相连通,公众号内容可通过朋友圈、微信群等扩大传播范围。
小红书	信息碎片化,平台内容以简短的图文和视频为主;发布门槛低,时效性强;用户以年轻女性为主;社区运营思维强调生活化、日常化;平台个性化推荐能力强,内容分发主要依赖算法推荐,而非粉丝关系,用户对博主的黏度较低。
抖音	内容以时长在15秒至3分钟间的视频为主,符合当前手机用户碎片化阅读习惯;平台内容泛娱乐化,用户偏好轻松的风格;自带视频编辑功能,降低视频制作门槛;平台根据算法为用户提供个性化内容推荐,弱化了社交网络式传播。
哔哩哔哩	内容以长视频为主,用户对视频的质量要求较高;用户群年轻化,近80%用户为18～35岁群体,学历水平较高;提供弹幕功能,增强用户间的互动交流和参与感。

健康传播材料类型的选择应考虑可及性,方便目标受众接触,让尽可能多的人可以获取信息。如果经济条件允许,也可同时选择不同的传播渠道在一定时

间段内对相同的内容进行反复多次的传播和使用,以增强对受众的影响,扩大信息覆盖面。但是,无论是采取哪种类型的健康传播材料,首先都应保证内容的科学性,做到内容准确、可靠和客观;其次,针对公众关注的健康热点问题,应尽可能快速地提供相应内容,并保证健康材料的阅读和使用匹配目标人群的文化水平。最后,艺术性也是一份优秀健康传播材料的重要加分项。艺术性可以表现在语言文学性、画面设计、情节设计、音效设计、交互设计等。艺术性的表现为冰冷的科学带来了人文关怀的温度,更能吸引和打动受众,同时也加深了受众对健康信息的理解和记忆。

第二节 健康传播材料的制作流程

一、目标受众的需求调查分析

(一) 确定目标受众

目标受众指传播活动中传播者要将健康信息传播达到的一类特定人群。如果不针对目标受众而是对着泛泛大众进行传播,将耗费大量的时间、金钱和人力成本。目标受众的社会经济文化特征和健康状况,会影响他们对健康信息的需求、信息的接受能力和信息传播形式的喜好。因此,在制订传播策略时,首先要确定受众人群,根据不同人群的特点生成信息,以达到更好的传播效果。

确定目标受众,首先要确定某地区或人群的主要健康问题及其相关的健康行为影响因素。根据健康社会生态学模型,影响健康行为的因素包括个人因素、人际因素、环境因素、卫生服务等对人们的行为意愿能否实现产生影响的因素。通过确定与这些影响因素直接关联的个人或组织,我们可以确定健康传播的目标受众。

一级目标人群:是健康传播的终极目标人群。希望他们能形成健康观念、采取健康行为、掌握健康技能、提高健康素养的人群。健康传播信息的生成应该根据他们的实际需求来制订。

二级目标人群:是与一级目标人群有着密切关系,有共同的、直接利益关系、能够影响目标人群信念和行为的人,比如一级目标受众的家庭成员、朋友、家庭医生等。

三级目标人群：受一级目标人群尊敬的、信任的，对一级目标人群的行为具有指引能力的人，如卫生人员、行业领袖。

四级目标人群：是一级目标受众所在地区的决策者和管理者，对于影响一级目标人群行为改变的环境因素和卫生服务因素等具有调控作用。

（二）对目标受众开展调查

1. 调查的内容

（1）目标受众的基本情况：对各类目标人群，特别是一级目标人群的基本情况要仔细地调查和分析。进行调查时需要考虑的因素有性别、年龄、职业、民族、宗教信仰、文化程度、婚姻状态、所在社区、所用语言、收入水平、接受信息的习惯和渠道等。受众的特点在一定程度上决定了他们对健康信息的接受能力，形式和内容的选择偏好，是设计和制作健康传播材料的依据。

（2）健康信息需求：指受众想要了解的健康信息内容。一是受众基于客观健康情况产生的信息需求，比如患有某种疾病从而产生对该疾病相关健康信息的需求。因此了解目标受众的健康情况，比如患哪些疾病、疾病对生活的影响等，也可以帮助我们掌握受众的健康信息需求。二是由受众自己认识到的或被外界激发而唤起的健康信息需求。健康信息需求表达的准确性和完整性受到受众的知识水平和健康意识的影响。

（3）健康科普信息的知晓程度：通过问答等形式了解目标人群对于健康信息的掌握情况，对于目标人群不了解或掌握情况较差的相关健康信息着重进行传播。

（4）健康科普信息中所建议行为的可行性：目标受众不采纳健康行为的原因可能涉及健康知识不完备、行为技能不足、生活条件（如经济收入、工作时间、家庭关系等）和环境条件不允许等。在制订健康传播材料的信息时，应该考虑目标受众的实际情况，提出可行的健康行为建议。

（5）获取健康信息的情况：了解受众喜欢的健康信息的形式、信息传播的时机与场合、接受能力和媒介覆盖情况等。

2. 需求调查的方法

（1）问卷调查：将需求调查的内容设计成问题，按照一定的逻辑关系进行排列,编写成问卷,通过对目标受众填写的问卷内容进行分析,获得所需的资料。

(2) 焦点小组访谈:焦点小组访谈法指若干调查者在主持人的带领下,围绕需求调查的主题,进行自由的座谈讨论。参与专题小组讨论的成员,以6~8人作为一个小组为宜,同一小组的成员需具有同质性,最好属于同一个亚人群。同一亚人群至少进行两组专题小组的讨论,必要时可以组织三个小组讨论。相较于结构化问卷调查,焦点小组访谈法利用参与者之间的互动,相互启发,可以获得更有广度和深度的内容,了解到一些调查者原先没有考虑到的问题。

(3) 个人访谈:个人访谈是通过一对一的深度交流,了解个体对某些问题的看法、行为和对解决问题的建议等。个人访谈法可以解决一些焦点小组访谈法会遇到的问题。比如:目标群体居住得比较分散不好安排座谈场所;小组讨论时由于同伴压力或群体思维而对问题的回答趋于一致;受访者不想向太多人透露过于隐私、敏感的问题等。

(4) 现场观察:现场观察是指调查人员到调查对象的家庭、学校、工作场所等现场对调查对象进行直接观察、检查、测量或计数来获得资料的方法。现场观察法获得的资料比较真实、可靠、全面,但需要较多的时间、人力和金钱成本,不适合大规模开展。

二、制订计划

在完成目标受众的需求调查分析后,教育专业人员、特定专业领域的专家与材料制作人员应该一起制订健康传播材料的制作计划。主要内容应该包括制作材料的种类、数量、使用范围、发放渠道、使用方法、经费预算、时间安排、评价方法以及承办人员等内容。

(一) 内容计划

制作材料的种类和发放渠道应该依据前期受众需求调查的结果而定;数量和使用范围要分别根据准备覆盖的目标人群的数量和分布而定,同时也要考虑经费。

（二）时间计划

根据健康传播材料制作的进度目标,编制经济合理的进度计划,能让健康传播材料的制作更加高效有序地进行,也是整个执行计划的参照、有序开展工作的保证和过程评价的依据。若发现实际执行情况与计划进度不一致,就要及时分析原因,并采取必要的措施对原来的时间计划进行调整或修正。制订时间计划时,可以通过绘制时间进度甘特图,以图形化展示制作的进展过程,以便及时把控在各个时间节点是否能如期完成工作。

（三）评价计划

评价是保证项目计划设计合理先进、实施成功、并取得应有效果的关键性措施,应当贯穿项目活动的全过程。评价计划应该包括评价的总体目标、评价对象、评价内容、采用的评价方法、评价指标、需要收集哪些资料、如何分析资料、评价报告的内容与格式、评价结果如何被利用、开展评价工作需要哪些资源、参与评价的人员、评价活动的时间进度安排等。

（四）经费计划

制订经费计划要根据健康传播材料的制作过程中涉及的活动和服务,切合实际,清晰具体地列出每一项的预算,包括用途、数量、单价等。制订经费计划对于健康传播材料制作的顺利开展是非常重要的。一是避免经费滥用或者使用不当的情况。二是能在制作过程中控制实际支出与预算之间的差额,更好地保证预算经费的合理执行。

三、选择和确定信息

传播材料的核心是信息。在传播材料的设计制作前首先要根据传播目标和目标受众的情况确定传播信息的内容,具体有以下关键环节。

（一）信息编写

围绕希望或推荐受众采纳的行为,编制或筛选出受众最需要知道、能激发行为改变的信息，以及为什么这样做、具体怎么做等相关信息。

（二）信息审核

在健康科普信息编制过程中，应邀请相关领域的专家对信息进行审核。

（三）信息通俗化

要把复杂信息制作成简单、明确、通俗的信息，使目标人群容易理解与接受。

四、设计与制作

由专业人员和设计人员沟通配合，将确定好的内容设计为恰当表现形式，确保健康传播材料的信息准确性、艺术表现和传播效果。具体操作根据材料的形式不同而有所不同。总的来说，需要健康专业人员综合传播目标和需求调查的资料，先梳理出健康传播材料的核心信息，根据核心信息完成文字初稿和表现形式的构思。设计制作人员了解需要表达的意思后，设计出与之匹配的图像、音频、影像等，拿出初稿。

五、专业评估与预实验

（一）专业评估

请专业人员对健康传播材料的核心信息是否正确、表现形式是否适当，制作的材料是否美观、具有吸引力，以及在传播活动中使用是否可以达到预期的目的等进行评估。

（二）预实验

在健康科普信息定稿之前，要在一定数量的目标人群中进行试验性使用，系统地收集受众对于材料的意见想法、理解程度和喜爱程度等反馈信息，据此进一步修订材料，最大程度地保证传播材料的质量和传播效果。预实验的次数可根据材料的质量、预实验受众的意见等实际情况而定。

六、修改与定稿

根据预试验反馈结果,对信息及时地进行修正和调整。在信息正式发布之前,应对信息进行风险评估,以确保信息发布后不会与法律法规、社会规范、伦理道德、权威信息冲突,导致负面社会舆论;不会因信息表述不够科学准确或有歧义,引起社会混乱和公众恐慌或对公众造成健康伤害。根据工作实际,在专家审核以及预试验阶段可结合风险评估的内容,同时,在信息发布之前可再组织相关专家进行论证确认。

七、使用与评估

确定健康传播材料的终稿后,应该尽快安排生产,通过合适的渠道发放到相应的使用单位或目标人群,投入使用。为了让健康传播材料获得更好的传播效果,要确保传播材料正确、规范使用,及时对使用人员进行培训或下发使用说明,告知材料的传播目标、传播的主要受众、分发方式等使用要求和注意事项,同时还可以布置对材料的评估准备,以及将采用的评估方法等内容。在健康传播材料的使用过程中,需要通过专家咨询、定量调查、定性调查、舆情监测等方法进行评估,并据此进行修复和完善。

第三节　健康传播材料制作评估的必要性

一、评估的概述

评估是利用一套标准系统地确定某一对象的优点、价值或意义的调查,包括让利益相关者参与进来,评估资源、制定评估问题、收集和分析数据并利用结果。关于健康促进活动的评估,世界卫生组织(World Health Organization,WHO)欧洲工作组提出了以下几点建议:①健康促进活动评估的计划和实施的每个阶段都应让关键的利益相关者参与进来,不仅应包括一级目标人群,还应包括健康专业人员、卫生机构人员、社区代表、政策制定者等其他利益相关者群体;②为了使评估的效益最大化,健康促进活动的预算必须包括足够的资金,以便对其主要特征进行彻底地检查。一般来说,分配给评估活动的财政资源至少应占健康促进活动总额的10%;③对健康促进活动的评估应该包括效果评价和过程评价。过程评价结合短期和长期的效果评价,提供了全面评估和了解健康促进活动的影响所需的一系列信息,有利于做出适当的方案决策;④在大多数情况下,使用随机对照试验来评估健康促进活动是不恰当的、有误导性的,还有不必要的开销。评估人员需要采纳更加广泛的定性和定量方法;⑤健康促进活动的评估需要超出健康科学范畴的技能和能力。为了确保评估人员拥有必要的评估技能,需要发展评估方法和技能培训机制。

二、健康传播材料制作评估的类型

评估是健康传播材料制作过程中正确决策、合理计划、成功实施、反思改进,从而确保取得目标成效的关键性措施,应当贯穿于材料制作的全过程。健康传播材料制作评估的类型可以分为形成评价(formative evaluation),过程评价(process evaluation)和效果评价(effect evaluation)(图1-1)。

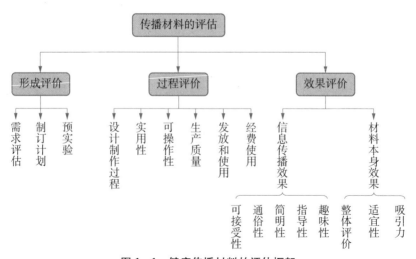

图1-1 健康传播材料的评估框架

（一）形成评价

形成评价是为了计划设计和发展所进行的信息获取和分析工作,包括需求评估及为计划设计和执行提供所需的基础材料,使计划更加科学完善和更加符合目标人群的实际情况。健康传播材料制作的形成评价中最重要的是材料制作过程中的"预实验"。

（二）过程评价

过程评价是针对健康传播材料制作过程中的实际执行情况与计划要求之间差异的评估,包括各个程序和步骤是否符合操作规范、进度是否按照时间节点完成、完成的质量是否达标等。

（三）效果评价

效果评价是针对健康传播材料投入使用后的传播效果和被接受效果的评估,包括受众获得了多少关键信息、对改变受众健康信念和行为产生的影响、受众对材料的喜爱程度和认可程度等。

三、健康传播材料制作评估的必要性

（一）形成评价的必要性

1. 提供计划制订的依据

事先对目标人群和环境条件进行需求评估,收集各种有关事实的资料,确定主要健康问题和相关影响因素,以及可利用的社会、环境、人力、财力、物力资源,可以为健康传播材料制作的目标、方式、策略、措施,以及时间、经费计划等提供客观依据。

2. 避免争议

审核健康传播材料时,专业人员的侧重点会更偏向于内容的准确性和科学性,而对于内容存在的一些矛盾点、敏感点可能会有所忽略。通过预实验可以更好地估测材料哪些地方可能会引起受众质疑或是让他们感到被冒犯、受伤等,并及时得到改进的建议，使材料更加符合社会主流价值观，避免引发社会争议，带来不良影响。

3. 增加可理解性

制作健康传播材料的关键点之一是要把科学内容变得通俗易懂，便于受众接受。由于材料制作人员和目标受众的专业能力不同，对于同样内容的理解程度难免存在差距。通过预实验可以确定目标受众是否可以准确识别材料所传达的信息，以及是否有理解困难的地方，以进一步修订引发理解偏差和晦涩难懂的部分，确保材料的内容能被全面、正确地理解。

4. 提高传播效果

在信息量爆炸的时代，如何吸引受众眼球、切中受众需求成为了健康材料传播的重大命题。受到创作者风格和受众口味的影响，材料并非只要制作精美就能收获好的传播效果。通过预实验，一方面可以提前了解受众对于材料的态度，以此判断材料是否能达到预期传播效果。通过科学的手段，了解受众在材料使用过程中的专注度及情绪反应，发现哪些部分得到了欣赏，而哪些部分反应平平、择优去糟、精练内容。另一方面，预实验过程中可以了解各个受众群体的兴趣点和偏好，明晰宣传突出点，针对性选择主要传播方式和宣传方向。从创作环节到传播环节，预实验为提高传播效果提供了科学指导。

5. 节省成本

存在问题的健康传播材料不仅使传播效果受限，无法发挥应有的效益，还可能需要投入额外的经费进行勘误、撤回、重新制作等。因此，在大量制作及投放健康传播材料前，通过预实验提前了解潜在的问题并加以修订完善，能够节省成本，提高效益。

（二）过程评价的必要性

1. 保证制作进度

材料制作的过程中可能会出现各种干扰因素，导致制作进度与原计划产生差距，过程评价可以帮助管理者全面掌握执行情况，及时发现问题，了解阻碍原因，从而采取纠偏措施，调整人力、物力、财力的分配，修订实施方案，确保材料制作按期顺利完成。

2. 保障制作质量

过程评价可以及时反馈方案实施过程中存在的问题,为项目或方案的修订和优化提供依据,进一步提高材料完成质量;同时也可以督促材料制作团队自觉遵守工作规范,提高工作效率,合理使用经费,避免资源浪费,满足高质量产出的要求。

(三) 效果评价的必要性

1. 保障材料制作的效益

材料本身的设计和制作是否合理、传播渠道是否合适、材料是否触达目标人群、受众相关的健康知识水平是否得到提高、受众的满意度如何等,都需要通过科学的评估才能得到正确的信息。对效果全面科学的评价为材料制作全过程提供了约束机制,监督并推动材料质量的提高,为实现材料制作的效益提供可靠保障。此外,效果评价的结果是向资助者、合作方、公众说明项目成果时的有力佐证,有利于争取各利益相关者的进一步支持,从而进一步提高材料制作的效益。

2. 提高未来制作水平

通过科学的方法进行评估,才能有针对性地了解情况、发现问题,从而总结经验,不断改善,争取未来获得更好的效果。同时,效果的反馈,可以进一步促使材料制作团队积极提高自身专业能力,未来制作出更好的健康传播材料。

参考文献

［1］胡百精.健康传播观念创新与范式转换——兼论新媒体时代公共传播的困境与解决方案[J].国际新闻界,2012,34(6):6.
［2］(加)罗伯特·洛根.理解新媒介——延伸麦克卢汉[M].何道宽,译.上海:复旦大学出版社,2012.
［3］钮文异.健康传播(一)[J].中国健康教育,2004,20(3):3.
［4］田本淳,董蕾.平面健康教育材料设计制作使用与评价[M].北京:北京大学医学出版社,2011.
［5］王志.传播学研究[M].长沙:国防科技大学出版社,2002.
［6］(美)沃纳·赛佛林,小詹姆斯·坦卡德.传播理论:起源,方法与应用[M].4版.郭镇之,译.北京:华夏出版社,2000.
［7］SCHIAVO R. Health communication: from theory to practice [M]. 2nd ed. San Francisco: Jossey-Bass Publishers, 2003.

［8］ VERDERBER R F. Communicate ［M］. 7th ed. Belmont, CA: Wordsworth Publishing Company, 1993.

［9］ World Health Organization. Health promotion evaluation: recommendations to policy-makers: report of the WHO European Working Group on Health Promotion Evaluation ［R］. Copenhagen: WHO Regional Office for Europe, 1998.

第二章

健康传播材料的选择策略

第一节　健康传播材料的选择原则

一、健康传播材料的主要特性

（一）科学性

对健康传播材料来说，科学性是首要原则，也是最重要的原则。科学一定是可证伪的，不因个人的或因某些商业目的而起的。健康传播材料作为健康促进活动的一类，所需要传播的健康信息应该是完整、科学、全面的，任何不全面、不完整的信息在材料中出现均可能给传播对象造成误导并产生相反的结果。

北京大学教授、中国科学院院士韩启德认为当下健康传播材料科学性不足的问题主要有四。第一是图文表述不规范。有些报道图表不符合科学表述规范，表述也无法带给普通读者明显的认同感。第二是数据分析科学性较弱。数据处理与分析方法运用不当，容易形成片面的结论。第三是公共健康问题的报道过于简单，易给读者造成误解。若是能更客观、全面地呈现研究成果，对普及健康知识无疑是更有利的。第四是媒体对突发医疗事件报道的处理问题。媒体有责任回应社会质疑、厘清事件发展脉络，持续为公众报道清晰、准确、权威的最新研究成果。

（二）普及性和适应性

健康传播是科普的一个分类。科普即为科学普及，因此在重视内容科学性的同时还要重视普及性，即要适合广大的目标人群使用。设计健康传播材料时应尽量使用通俗易懂的白话文字，如果字里行间的专业词汇过多、生涩难懂，适应面就会变小，达不到良好的传播效果。健康传播也可使用图片、视频、模具等更多文字外的道具，使传播内容更加大众、有趣。

同时，健康传播也需要适应不同人群的需要。不同传播对象的文化水平、阅读习惯、健康需求不同。如果可以做到精准传播，将对象需要的健康传播知识精准推送给所需对象，传播效益也会大大提升。

（三）时效性

健康传播材料的根本是传播信息，并且信息一要新、二要快。因此，必须保证健康信息以最快的速度、最通畅的渠道传递给人群，尤其是一些时效性很重要的内容，如果时效性跟不上，就会影响科学性。此外也要确认健康传播材料持续的时效性。一个健康传播材料必须预先确定传播所持续的时间。目的不同的传播材料要有不同的时间安排。比如在 H1N1、H7N9 病毒引发的这一类公共卫生突发事件中，健康传播工作者要根据相关的健康策略，根据需求，通过新闻、广播、网络媒体等多方渠道迅速开展健康知识传播，此时就需要制作符合平台需要的健康传播材料，并且要针对疾病的感染致病机制等内容迅速、果断地开展科普。随着时间推移，流感得到有效预防控制，对疾病的健康传播力度可以相对减弱，但是其中倡导健康生活习惯的部分可持续宣传。这不仅保证了不同情况下健康传播材料的针对性，也保证了健康传播材料所需资源的有效配置。

总之，没有时效性，健康传播材料的内容和价值都会大打折扣。设计制作传播材料要有提前量，如果能及时面对受众便犹如雪中送给他人的炭，否则就容易成为"过期产品"。

（四）艺术性

传播材料越美观，吸引力和感染力越大，那么内容的传播效率就越大。没有艺术感染力,只是粗制滥造地把内容堆砌到一起,再科学的内容也没法很好地传播。在艺术性上,基本原则有:①标题醒目,构图合理;②图文结合,布排合适;③色彩搭配,设计合理。原则很简单,但其实和设计者的审美有很大的关系。需要健康传播工作者在学习健康教育知识的同时,熟练掌握艺术语言的表达,提高自身的审美能力和艺术修养。

优秀健康传播材料需要将艺术价值和科学价值两者有机结合。如果一个健康传播材料仅具有艺术性而没有科学内容的支撑是绝对不行的;但如果一个健康传播材料内容上具有科学性,但艺术性略显不足,也不能充分地展现出作品的内容,不能吸引受众注意,也难以起到较好的传播作用。因此,要创造出好的健康传播材料,在科学内容为根基的基础上,还需要新颖的艺术形式和创意设计。好的健康传播材料,不仅可有效地达到传播健康知识的目的,而且可以提高观者的审美情趣、愉悦心理,并且有长期保存和收藏的价值(彩图1)。

(五) 经济性

如何利用有限的经费进行最大力度的宣传是健康传播工作者的任务所在。由于健康传播材料具有社会公益性和非营利性的特点,健康传播材料制作的经费来源多是政府投入以及非营利组织发动的社会捐赠。这样的行业特性要求健康传播工作者在每一个环节上账目明晰,在资金有限的条件下达到传播效果最大化。

应从经济角度来考虑传播材料种类的选择,如是否有足够的经费和技术能力对传播材料进行制作、发放和使用。在全面权衡科学性、普及性、时效性、艺术性后,经济性可能具有决定作用。

健康传播材料,首先要把握住科学性、普及性,保证时效性,同时努力追求艺术性。原则上科学性是最重要的,为了科学性可以牺牲一些艺术性,降低一些时效性。

二、健康传播材料的针对性和一致性原则

当我们使用健康传播材料时,一般会有进行传播的对象和使用的场合,也有

不同的目的。根据目的、场合、对象的不同情况,有针对性地设计制作不同的健康传播材料,才会有事半功倍的效果。

(一) 目的的针对性

健康传播材料广泛而庞杂。不同的健康传播材料具有不同的目的。这些目的指导健康传播工作人员选取与目的吻合的健康信息、受众以及传播途径。一个健康传播材料的好坏很大程度上取决于目的是否明确具体。目的针对性越具体鲜明,越有利于指导健康材料活动的选择和使用。比如针对应急制作的健康传播材料,就要追求快、稳和果断,快速并正确确认内容的科学性,尽快交付印刷和发放是关键,在艺术性上可以稍微让位;而如果是针对一个健康生活方式做推广,如号召戒烟、健康饮食等,在艺术性上就有比较高的需求。

(二) 受众的针对性

人群具有多层次的复杂性。不同对象的文化水平、生活习惯与经历、健康意识与传统观念、知识与行为水准诸方面均有着显著的差异。人们总是根据自己的需要、兴趣选择各种信息。虽然健康信息是普遍的需要,但是传播对象的具体特征不同,需求自然有异。如果采取"一碗菜端给所有对象"的情况,效果肯定是不理想的。作为健康传播工作者必须事先明确调查受众的特点,分析其具体需要,针对性选择健康传播材料。比如用网络热词做标题可以吸引许多年轻人,但老年群体就无法达到相应的效果。

(三) 内容的针对性

内容的针对性实质是健康信息的针对性,必须保证健康信息所表达的内容是针对健康传播目的而选取的。具有针对意义的信息资源,比如:针对医疗机构的患者,可以是疾病相关的内容;而针对企业职工,可以是相关高发职业病预防的内容等。

(四) 针对性所要求的一致性

上述三点从针对性上分析了传播各层次的不同针对标准,同时也体现了三方面协调一致的需求。必须保证目的、受众、内容统一，才能确保健康传播材料的整体性和科学性。

第二节 不同场合的健康传播材料选择

健康传播材料的分类包括音像视听材料、印刷材料、实物模具和新媒体材料等。不同场合对健康传播材料的要求不同，可提供的硬件设施、包含的主要人群也不同，因此在健康传播材料的选择上也有所区别。下面列举不同场所和场合对健康传播材料的选择建议。

一、居委社区

(一) 健康活动

居委社区是健康传播的主阵地。针对居委社区可开展各类健康促进活动，如讲课、咨询、义诊等，因此，可以在活动开展时使用健康传播材料。传播材料内容上可以活动主题为中心，也可以社区居民常见疾病如高血压、糖尿病等为中心。应提前做基线调查和预试验，了解本社区居民相对关心的疾病和热点问题；形式上可使用 PPT、视频、折页、健康模具等健康传播材料；一般可结合医务人员或专业讲师的讲解，帮助对象更好地理解传播内容；设计上可较多使用图文结合的形式，便于快速理解。

(二) 固定展区

针对居委社区中固定宣传栏、宣传展架使用的材料，内容除上述外，也可以是一般健康知识的普及，如健康生活方式、季节性传染病等；形式上，固定宣传栏可张贴海报、报纸等，展架可摆放折页、小册子等纸质健康传播材料；如有电视显示屏等硬件设施，可播放视频动画；有条件的可以展示一些健康模具，如中草药、健康膳食模型等，进一步加深居民的理解。因该场合为受众对象经常会驻足经过的场所，设计上多使用文字，内容上可以更丰富些，尤其可以利用好街心花园、健康步道等人群聚集场所(彩图2)。

二、医疗机构

(一) 健康促进活动

医疗机构经常会定期开展各类健康促进活动,如门诊讲课、入院/出院宣教等。针对医疗机构开展的各类健康促进活动中使用的材料,内容上可围绕本诊区的重点疾病,形式上可使用 PPT、视频、折页、模具等健康传播材料,如结合医务人员的讲解,受众依从性会更高;设计上可较多使用图文结合的形式,避免艰涩难懂的医学专业术语,便于受众对象快速理解;专家进行活动时可预留一些咨询提问时间。

(二) 候诊区/住院区

针对候诊区/住院区中的固定宣传栏、宣传展架所使用的材料,内容上除和候诊病区涉及病种以外,也可以是一般相关健康知识的普及,如健康生活方式、常见多发疾病、医保和院感知识等;形式上宣传栏可使用海报、报纸,展架可使用折页、小册子等纸质健康传播材料;设计上可较多使用文字,内容更丰富些。医疗机构因为各类硬件设施丰富,患者候诊时可以向其提供多种形式的健康传播材料,如除了电视显示屏播放动画视频、摆放健康教具外,也可利用新媒体平台、二维码等形式,提供受众获取健康信息的渠道(彩图3)。

三、学校托幼机构

(一) 健康促进活动

针对学生开展的各类健康促进活动所使用的材料,内容上可以以学生常见病为主,如近视、龋齿、肥胖、心理问题等,也可以通过问卷调查了解学生的健康需求,或根据师生体检掌握高发健康风险因素,合理、科学地选择主题;形式上可使用 PPT、视频、模具等健康传播材料,一般可结合互动、游戏、课外实践等形式,提升对象参与度,达到更好的传播效果;设计上可较多使用视频或图片的形式,感官上要适合学生的审美需求。

(二) 教室走廊

针对学校教室走廊中的固定宣传栏、宣传展架所使用的材料,内容除上述外,也可以是一般健康知识的普及和时下热点健康主题,如吸烟危害、健康生活方式等,可以让学生将健康知识带回家庭,起到"小手牵大手"的效果;形式上和上述区别不大,主要在设计上更多使用图片,文字浅显易懂,更符合学生群体的需要。也可以鼓励学生们一起参与创作环节,利用艺术课、手工课等课程,组织大家一起分享健康知识,共同打造学校健康走廊等。

四、企业单位

(一) 健康促进活动

针对企业职工开展的各类健康促进活动所使用的材料,内容上可提前做基线调查和预试验,了解企业职工相对关心的疾病和热点健康问题,或者针对从事工种高发的职业病进行科普。如:针对办公室白领可进行颈椎病、腰椎病的科普;针对户外工人可进行意外伤害防护、预防高温中暑的科普。形式上可使用 PPT、视频、模具等健康传播材料,一般可结合讲师的讲解,帮助对象更好地理解传播内容。建议企业可以和所在街道的社区卫生服务中心进行协调,互通资源,邀请医务人员进行宣讲,并且预留一些咨询提问时间。

(二) 工作场所

针对企业单位中固定宣传栏、宣传展架所使用的材料,内容除上述外,也可以是一般健康知识的普及,如心理健康、健康生活方式等;形式除了上述各类形式,也可发挥宣传大屏、文化长廊、健康角、楼梯等公共场所的价值。尤其是禁烟和运动等常规健康传播,设计好后也可以成为企业文化特色的一部分(彩图4)。

五、其他公共场所

商场、餐厅、地铁灯箱、公交站台等公共场所中的健康宣传多采用公益大屏、健康海报等形式,传播受众多为路过的随机人群,大多为一过性对象,不会多做停留,因此健康传播材料的设计和选择上可参考广告形式,使用大色块和鲜明有趣的设计,使人眼前一亮,吸引对象驻足停留;内容上以健康标语为主,以几个关键词引起重视,吸引受众。

标题是处于主要位置的文字,是受众首先会读到的文字,应处于吸引人的位置,通常比其他文字字体更大。理想的标题应该包含全部的健康信息,如"慢生活是一种生活态度"。由于阅读标题的人比阅读正文的人多 2～4 倍,而且相当比例的传播受众是受到标题的吸引才进一步阅读正文,简明而有吸引力的标题就变得格外重要。

可以根据户外不同的平台做不同的设计,外观上如果可以与商圈的整体环境协调一致则更佳(彩图 5)。

在地铁、公交等公共交通工具上也可以使用视频形式。如果内容文字较多,也可利用新媒体平台形式,附上咨询电话或二维码,把获取健康信息的途径给予有兴趣的受众。

六、其他场合

(一) 不同季节和时节

根据季节变化,结合不同的时节实际需求与人们的接受程度,可以选择不同时节的具有针对性与实效性的精准健康传播内容。比如冬季早晚温度较低,温度变化差异较大,户外运动导致心脑血管意外发生率高(冬季死亡"三联症")。依据这一时节的特点,精准健康传播与气候变化紧密相接,大大降低了心脑血管意外的发生率。以此类推,可以围绕全年高发疾病选择健康传播材料的内容,如冬春季呼吸道疾病高发、夏秋季肠道传染病高发。也可以围绕卫生宣传日的变化,比如在脑卒中日宣传脑卒中的相关知识、在结核病日宣传结核病的相关知识,起到事半功倍的效果。

(二) 特殊事件

根据不同的公共卫生事件,结合不同公共卫生事件的需求与人们的接受程度,制订不同公共卫生事件的具有针对性与实效性的精准健康传播内容。此时对健康传播材料的时效性和科学性要求较高(彩图6)。

总之,不同场所的健康传播还是要根据该类场所常见人群的特征,因地制宜地选择健康传播材料。

第三节 不同人群的健康传播材料选择

随着传播技术的发展和传播观念的更新,健康传播已经进入分众化的窄播时代。分众传播指针对不同的受众,采用不同的方法传播不同的内容,是多点到多点的信息传播方式。分众传播根据受众需求的差异性,面向特定的受众群体即目标受众的某种特定需求,提供特定的信息与服务。可以通过健康需求评估和循证研究,依据受众的心理动机、需求层次、文化素质以及性别、年龄、收入、居住地点等诸方面的差异把受众细分为若干个受众群,从而确定有效的健康传播与健康教育方式。

将分众传播理论用到健康传播材料上,即制订健康传播材料制作计划之前,首先应该明确制作的健康教育材料是给谁看的,从而确定目标人群。不同人群对健康传播材料的需求不同。确定目标人群后,根据人群特点,通过一定形式的调查分析确定目标人群对健康信息和材料形式的需求,在此基础上确定传播材料的内容和展现形式。

一、明确目标人群

首先明确目的。应明确传播材料要解决的主要问题和目标人群,从而确定预期的传播目标。如目标人群知识、态度、信念、技能的预期改变,目标人群行为的预期改变。其次要了解需求和目标人群的特点,如年龄、性别、民族、宗教、风俗习惯、文化程度、经济收入、社会阶层、健康状况等,以及对信息的需求情况、传播媒介的拥有情况、获取信息的渠道、传播材料表现形式的喜好等。

二、不同人群的选择建议

(一) 不同年龄群体

1. 中小学生

学生更乐于接受以健康游戏为主的健康传播材料,因此,可选择有趣味性的健康传播材料,如包含一些游戏形式的游戏书,甚至可使用健康磁力贴、牙刷模具等道具材料,融合一定互动形式,对提升学生的参与度和接受度起到一定作用。另外,针对学生的健康传播材料设计也需要适应学生群体,可采用色彩鲜明的图画、卡通形象等,文字上通俗为主,避免使用艰涩难懂的词汇,最好多用一些比喻和拟人的形式,帮助理解。近视、肥胖、龋齿、意外伤害、心理健康等都是中小学生群体主要需要的健康知识(彩图 7)。

2. 青年人群

青年人群对新事物的接受度较高,普遍喜欢使用手机和各种网络平台,因此可利用微信公众号、B站、抖音等符合青年人群喜好的平台进行健康传播;青年人群有获取知识、解读知识的主动性,相较具体内容,新颖的标题和形式更加引人注目。可以采用标语搭配有设计感的图片形式,同时给予一个获取健康信息的渠道,让青年人有一个健康生活理念的印象,促使其自发搜索并获取健康知识。在内容上,颈椎、腰椎等运动疾病,心理健康等都是青年人群普遍需要的健康知识,也可结合时下热点进行宣传。

3. 中老年人群

中老年人群处于生命健康曲线的下滑期,患病率、残疾率逐渐上升,对自身健康状况的评价水平较低,因此,虽有较强的健康知识学习意愿,但受到个人对健康知识传播的吸收和操作能力的限制。可结合社区居委,利用电视、广播、报纸等平台进行健康传播。纸质材料的文字字体要大,可采用折页、报纸等传统纸媒,采用图文结合的方式。在健康传播材料制作中,要充实健康技能教育的内容,让中老年居民对"如何做"有更多的了解和实践。各类慢性疾病,如高血压、糖尿病等健康知识都是老年人普遍需要的,但"久病成医",不少中老年人群可能已经有了较多此类知识,反而比较难进一步传播,也可开展预调查了解该类人群的健康需求,精准传播(彩图 8)。

在科普视频上,比起花哨的形式,专家的专业讲解说服力更强。针对老年群体,尽量不要使用新媒体平台,简化信息获取渠道,如面对面的咨询、折页、报纸等传统纸质材料更适宜。如计划针对老年群体采用新媒体传播渠道,建议结合一些现场活动,如组织开展智能手机教学培训等健康促进活动。

(二) 不同职业群体

1. 企业职工

不同职业人群可根据所在企业的特征,参考上一节的内容进行健康传播材料的选择。注意对职业人群的健康传播需要和所在企业相配合进行。由于不同职业人群的文化程度、教育背景不同,选择健康传播材料时建议提前踩点了解该企业职工的健康需求和可以展示健康传播材料的平台,从而因地制宜地选择健康传播材料。

2. 农民

农村的健康传播主要存在信息孤岛现象。媒介是农民获取健康信息、知识与观念的来源。受技术鸿沟、认知误区、系统壁垒等原因的影响,农村地区的健康传播处于与外界信息流通不畅、内部信息交流匮乏,信息完全隔绝的信息孤岛状态。因此,针对该类人群,应拓宽媒介和平台,选择适当的呈现形式尤为重要。可以立足村委会集中进行健康传播材料的分发、推广新媒体应用等。

(三) 特殊群体

1. 慢性疾病患者

根据"使用与满足理论",在慢性疾病患者中,应根据特定人群、需求等来衡量健康传播材料的传播效果。研究表明患者作为独立个体对自身疾病的防治及健康指导需求较高,可通过不同载体把枯燥繁琐的医学知识用生动、易懂的科普形式进行传播。医疗机构应该根据门诊、住院患者的不同需求制作适宜的健康科普传播材料,如开发专病科普材料,可以针对一类疾病开展多个角度的系列健康科普,将一种病讲全、讲透,以便更好地促使患者掌握更多疾病防治知识及提升健康素养水平。

2. 吸烟人群

对吸烟人群的健康传播比较复杂,更偏向心理学领域。许多烟民理解并清楚吸烟的危害,但依然拒绝戒烟。对于这类特殊人群,相较劝说型的健康传播材料,恐吓型的健康传播材料可能更加适合。比如一些对烟草可能导致疾病的纸面化宣传,将恐怖的肺癌和死亡画面或者一些因吸烟导致死亡的病例展示到吸烟者面前,引起恐慌,可促进吸烟者戒烟(彩图9)。

针对没有吸烟的青少年和非吸烟人群,要进行烟草危害、二手烟危害和尼古丁成瘾危害的健康传播;针对已经有戒烟欲望的人群,可以提供包含戒烟技巧的健康传播材料,包括来自一些戒烟门诊、戒烟热线等途径的传播材料。同时应对一些相关禁烟条例进行普遍宣传,如《上海市公共场所控制吸烟条例》的禁烟要求和惩罚措施,从法律层面约束吸烟者,也可提醒非吸烟者,起到督促作用。

3. 艾滋病患者

特殊敏感群体的健康传播材料制作有其特殊性,需要单独研究,比如艾滋病患者。有研究表明艾滋病患者希望艾滋病相关的健康传播材料内容除了包括艾滋病知识外,可以将普通大众关注的食品营养和卫生安全知识一并纳入,从而降低人群对艾滋病的敏感性,让目标人群更容易接受并长期保留材料。

总之,以往的健康传播和健康教育是对信息的大规模生产和发散性传播,采取的是群众运动式的,是大众传播的产物,其突出的弊端就是同质化倾向比较严重。不分人群特点、不论受众需求采取统一行动向社会公众进行健康传播或健康教育,其结果就是一方面受众重复获得健康资讯,导致"健康资讯过剩",这样就会使本来就十分有限的经费造成巨大浪费;另一方面,部分受众需要的健康资讯缺失,形成"受众需求空白",影响健康传播或健康教育效果。而为了提高成效,往往又会继续重复上述工作造成更大的浪费。

健康传播工作者可通过有着相似或相近动机、需要、欲望的受众构成一个个"目标受众群"。按年龄划分可分为婴幼儿、青少年群体、中老年群体等;按职业性质划分可分为白领、农民、户外高温工作者等;特殊群体有孕产妇、残疾人群、吸烟人士、高血压患者、艾滋病患者等。

细分受众,运用分众传播开展健康教育的最大益处就是通过循证,赋予受众享受个性化健康教育的权利,根据受众的个性特征对受众的健康需求、选择进行系统分析和研究,以受众易于获取和接受的方式最大限度地为受众提供有效的健康教育服务。可以说传统的传播方式讲究的是数量,分众传播则追求质量。通过细分用户群进行有针对性的、精确的、有深度的信息传播可增强健康教育的适应能力和应变能力。

参考文献

[1] 冯雅. 健康传播要素对中老年居民健康行为影响的研究[D]. 南京:南京中医药大学,2015.
[2] 姬广兰. 健康传播材料的制作与使用[J]. 江苏卫生保健,2009,11(3):52-53.
[3] 李自创,刘忠华,陈英,等. 预防艾滋病健康传播材料使用效果分析[J]. 中国初级卫生保健,2009,23(10):107.
[4] 廖萍,王鼎,秦小平. 农村体育健康传播中信息孤岛现象的媒体责任[C]//第十二届全国体育科学大会论文摘要汇编——墙报交流(体育新闻传播分会). 2022:113-114.
[5] 刘宏. 广告在健康传播中的作用[J]. 中国健康教育,2010,26(1):70-72.
[6] 王立祥. 关于精准健康传播原则的探讨[J]. 中国研究型医院,2016,3(1):33-35.
[7] 杨国安. 分众传播在制定健康教育策略中的应用[J]. 中国健康教育,2005,21(11):72-74.

第三章

健康传播材料制作评估方法和技术

第一节　健康传播材料制作评估程序

评估是将客观实际与预期目标进行比较,从而确定达到计划目标程度的过程。健康传播材料制作评估是对健康传播材料的内容和质量进行的系统性评价,通过评估了解制作过程、制作质量、分发与使用情况、受众对材料的接收情况和信息传播效果,总结材料制作方面的经验,提升健康传播材料质量,同时也为专业人员设计开发健康传播材料提供指导。

一、制订评估方案

在开展健康传播材料评估时,首先要结合评估需求,制订评估方案,通常要包括以下几方面内容。

(一) 明确评估目的和内容

根据评估对象和内容的不同,可以分为形成评价、过程评价和效果评价三个方面。其中,形成评价主要是对目标受众开展的需求调查和对传播材料开展的预试验,这一部分内容将在其他章节详细阐述,本章节主要围绕过程评价和效果评价部分进行介绍。过程评价主要是对材料设计制作单位和人员所实施的评估,用于检查健康传播材料制作过程中每一项具体活动的执行情况和完成质量,以保证传播材料制作的正常运行。评估内容包括:传播计划的实施进度;传播材料的制作进度和数量、分发渠道等是否按照传播计划实施;信息是否被合理地、切实地、有效地传播等。过程评价着重关注资料的开发制作过程是否按照计划的数量和质量执行,根据评估结果修正使之更符合实际情况,有效保障传播目标的实现。效果评价主要是对制作的健康传播材料的评估,包括目标受众对于接收信息效果的评价和对材料本身的评价,专家对于材料信息科学性和材料本身的评价,评估制作的健康传播材料是否能够达到预期的传播效果,包括传播材料的内容和形式是否适当、传播内容与真实信息是否存在偏差、向目标受众提供信息的方法、渠道是否有效、信息覆盖面是否达到预期等。效果评价一方面能够了解传播目标的实现情况,另一方面也是为后来的材料设计制作工作提供借鉴和经验。

(二)确定收集资料的方法

不同的评估内容使用的方法不同。要根据评估的目的和内容结合可使用的资源情况确定收集资料的方法。过程评价多通过查阅工作记录、召开小组会议以及现场查看的方式了解评估工作实施情况,评估的同时可以及时解决现场问题,提高工作效率。效果评价中,目标受众参与的评估可以借助问卷调查、现场观察或访谈等形式进行,专家参与的评估可以借助电子邮件或者专家会议的形式进行。

(三)确定调查对象

即决定调查信息的来源。比如调查对象总体的界定,采用什么样的抽样方法,样本量应该有多大。关于抽样的方法,实际操作中既要考虑调查对象的代表性,也要考虑实行的简便性和准确性,就是在相同的财力条件下,选择比较方便而且又不影响数据准确性的抽样调查方法。抽样方法大致分成随机抽样和非随机抽样两大类。健康传播材料的制作评估主要是为了了解制作的健康传播材料是否能够达到预期的传播效果,传播材料的内容和形式是否适当、传播内容与真实信息是否存在偏差等,因此,使用较多的是非随机抽样方法,如典型抽样、配额抽样等。

二、组织与实施

完成评估方案的制订后,接下来就是要制订详细的执行计划,明确时间、任务、执行人员职责等,以保证评估工作的顺利进行。

(一)制订实施工作时间表

按工作进程制订周、月或季的工作时间表是进行良好管理的必要手段,可以用来对照检查各项工作的进展速度和完成数量。一份完整的实施工作时间表应包括以下几个要点。

(1)工作内容:各项具体活动的简要描述。

(2)负责人员:明确评估工作由什么部门承担,具体负责人是谁。

(3)经费预算:与工作内容相对应,每项工作所需要费用的估计。

(4)监测指标:监测该项工作是否完成的依据,如通知、小结等。

(5)特殊需求:指该项工作所需要的特定设备、材料,或其他设施、条件。

(二)实施及质量控制

(1)对工作进程的监测:监测各项工作是否按照实施时间表上的预计时间进行,对于没有按进度进行的工作,需要适时进行调整,以保障实施顺利进行,为实现计划目标奠定基础。

(2)对评估内容的监测:主要监测实际进行的评估工作在内容、数量上是否如计划要求进行。当评估内容、数量与计划不一致或活动性质改变时,需及时了解原因并采取对策。

(3)对评估开展状况的监测:包括工作人员的工作状况、目标受众参与情况、相关部门配合情况三部分。分别了解工作人员是否按计划接受培训,培训效果如何,是否按要求进入岗位承担相应工作;目标受众对各类评估的接受程度、参与程度,不参与的原因,如何改善;各部门是否按计划完成各自的工作,工作质量如何。

（4）对经费开支的监测：对各项评估经费开支情况进行监测，在保证质量的前提下控制整体预算，保证计划的顺利实施。经费开支的监测包括审计评估工作的实际支出与预算的吻合程度，以及分析经费开支与预算不符的原因，从而做出合理调整。

对工作进程、评估内容及评估开展状况的监测主要通过记录与报告、现场考察、督导等形式进行；对经费开展的监测主要通过财务审计的方法进行。还可以利用建立档案、定期报表的方式对评估开展情况进行监测，从而对评估工作进展做出客观分析和评估。

（三）建立组织机构

（1）领导机构：包括与健康传播材料开发制作直接相关的部门领导和主持实施工作的业务负责人，对评估工作进行全面管理和协调。

（2）执行机构：指具体负责操作和运行计划的机构或部门。

（3）专家团队：相关领域的专家组成专家组，解决与专业领域相关的问题。

（4）组织间的协调与合作：评估中可能还涉及多个部门的协调以及目标受众的组织发动，可以充分应用社会动员和行政干预的功能。协调有关部门的关系并建立多个部门的合作机制是成功实施计划的重要保证。

（四）工作人员培训

培训是为了特定目的而系统学习的过程。通过培训，可以使评估的工作人员熟悉评估工作程序，掌握相关的知识和技能，学习新的工作方法，以适应计划实施工作的需要。培训的内容一般包括评估背景与目标、评估方法和技能等。工作人员培训一般在整个评估工作开始之前进行，多采用参与式教学方法进行。

（五）所需要的材料和设备

根据评估的方案提前准备评估工作所需的材料和设备，包括设计制作的健康传播材料小样、展示和播放传播材料的场地设备、现场观察或记录的仪器设备、调查问卷或提纲、健康宣传品等。

三、评估结果分析与利用

(一) 数据整理分析

完成评估工作的组织实施后,接下来就要对收集的数据资料进行整理和分析。通过问卷调查、观察等方法收集的定量数据可以建立数据库后借助统计软件进行统计分析,从而了解不同调查项目或指标数据的分布情况。通过访谈、专家咨询等方法收集的定性数据要及时记录和整理,可以根据评估目的或调查提纲将原始资料划分为不同的类别,然后利用求同或求异的方法发现其规律性,最后归纳总结,做出合理的解释。

(二) 评估报告撰写

评估报告是在对评估结果的数据资料进行整理分析的基础上撰写而成,是整个健康传播材料制作评估工作的文字记载和理论升华,不仅可以为健康传播材料的修改完善提供依据,也是对评估工作的概括和总结,可以为今后评估工作的开展积累经验。尽管每类材料或每次评估的目的和内容不同,但是撰写评估报告的格式及内容基本相同。

首先,应该写明评估的目的和内容,也就是为什么要开展评估,是过程评价还是效果评价,主要评估哪些内容。

其次,就是调查的方法和对象,使用的是哪些调查方法,调查对象是什么人,样本选择的方法和数量。

再次,就是描述评估结果,同一个主题最好将定性结果与定量结果结合起来表述,比如同一个主题的内容可以把目标受众的评估结果和专家的反馈意见一起呈现出来,可以适当使用图表的形式更加清晰直观。

最后,是评估的结论和建议,包含设计制作的健康传播材料内容是否科学准确、形式是否恰当、是否能达到预期的传播效果、后续的改进建议等。

一份好的评估报告对于读者应该是容易理解、浅显易懂的。除了要注意评估结果的科学性、准确性之外,也要注意在撰写报告的时候尽量做到简洁、清楚、切中问题的要害,避免长篇大论淹没了主要的信息,同时也要注重对调查数据的必要解释,避免阅读者对数据的来源和用途产生疑惑。

四、影响评估结果的因素

(一) 测量因素

在健康传播材料的制作评估过程中,研究者本身的态度和熟练程度、测量工具的有效性和准确性以及目标受众的成熟性都会对评估结果的准确性有影响。

(1) 测量者因素:①暗示效应,测量者或研究者的言谈、态度、行为等使目标受众受到暗示,并按照测量者的希望进行表现的现象称为暗示效应;②测量者的成熟性,使用同样的测量工具测量同样的内容,由于熟练度不同而导致的早期与后期测试结果的差异;③评定错误,测量者对于评价标准的掌握情况会受主观愿望的影响,从而使得表现出来的评估结果偏离实际情况,这种在定性研究中较为常见。

(2) 测量工具因素:健康传播材料评估中用到的测量工具包括问卷、仪器、访谈提纲等,其有效性和准确性也会直接影响对评估结果的正确评价。比如题项的设计、问题的排列顺序、问卷的长短等都会影响测量对象的作答,从而影响评估结果的真实性和有效性。因此,在进行测量之前,应选择适宜的测量方法和工具,并检验工具的可靠性,以确保测量的有效性。

(3) 测量对象因素:①选择偏倚,由于测量对象个体差异,对信息的表达能力不同而表现出的信息收集误差。因此在测量对象的选择上,应尽量避免选择性偏倚,目标受众的选择应该具有代表性;②霍桑效应,指测量对象在得知自己正在被研究和观察时,会倾向于改变自己的行为的现象,会影响评估效果的真实性;③测量对象的成熟性,有些传播材料需要反复测试,在测试的过程中,测量对象也在不断成熟,更加了解材料的内容,可能导致测量结果与真实结果的差异。

(二) 时间因素

时间因素又称历史因素,指在健康传播材料的设计和制作过程中发生的重大的、可能对目标受众产生影响的因素,如健康相关公共政策的出台、重大生活条件的改变、自然灾害或社会灾害的发生等,可能会对目标受众的行为、健康状况等产生积极或消极影响,从而影响传播材料的适用性以及目标受众对于传播材料的认知。

(三) 环境因素

进行现场调查时,宜选择方便、安静、舒适的场所。如现场存在噪声、气温过高、过冷、卫生条件较差等都会影响调查质量。调查地点距离调查对象的工作或居住地太远,会增加拒访率。调查时有家人、朋友、同事等在场,会影响调查对象对问题回答的真实性。调查时调查员的态度、语气、表情都会影响调查的有效性。

第二节　健康传播材料制作评估方法

一、问卷调查

问卷调查法是指通过一系列问题构成的调查表收集资料,以测量目标受众对于健康传播材料的认知程度、理解程度、接受程度、语言表达方式是否合理、传播渠道是否经济可及等情况。问卷调查标准化程度高、收效快,能够在短时间内获取大量资料,具有调查面广、费用低的优点,经济省时。根据调查内容的完成方式,常用的问卷调查方法有面对面调查、网络调查、电话调查等。

(一) 面对面调查法

面对面调查法是健康教育评价中经常用到的方法,是指由经过培训的调查员直接面对面询问调查对象以获取问卷答案的方法。问卷填写可以是调查对象自填或由调查员代填。根据调查实施地点的不同,又可分为入户调查、拦截调查、集中调查等。健康传播材料制作评估中常用到的方法是拦截调查和集中调查。拦截调查是指在公共场所(如商场、车站、公园等)对目标受众进行随机拦截,询问愿意配合调查的人员获得调查问卷答案的方法。拦截调查对象存在不确定性,拒访率较高,因此,问卷不宜过长。集中调查是指将调查对象集中在指定的场所进行调查的方法。集中调查往往是同时进行,要注意避免调查对象相互干扰。

(二)网络调查法

网络调查是在互联网及智能手机日益普及的背景下经常采用的调查方法,是通过网络或新媒体平台发布问卷开展调查的方法,分为定向和非定向两种。定向调查一般通过电子邮件的形式发给特定人群,由调查对象填写后寄回;非定向调查一般通过网页或者小程序的形式进行,由目标受众浏览后通过链接点击进入调查页面填写。网络调查可以在更为广泛的范围内对更多的人进行数据收集,具有自愿性、即时性、互动性等特点,实施过程中要注意调查对象的代表性、对目标总体的覆盖程度以及测量误差等。

(三)电话调查法

电话调查法是指研究人员通过电话向被调查者进行问询以了解所需情况的一种调查方法,分为传统电话调查和计算机辅助电话调查。其中,计算机辅助电话调查对于访问人员的管理更为系统、规范,有利于监控调查质量,也受到越来越多的应用。电话调查具有成本低、取得信息快、覆盖范围广的优点,但往往拒访率较高,且受到通话时间的限制,调查内容的深度和调查结果的准确性也存在一定影响。

二、观察法

观察法是指研究者通过感官或者借助于科学仪器,有目的、有计划地对处于无干预状态下的某种现象、行为以及影响因素进行感知、记录、分析的过程,是获取信息最为直接的方法之一。观察法作为调查研究中收集资料的重要方法之一,具有真实可靠、简便易行等优点,但受时间、空间的限制,只能集中于表面信息的收集,调查深度有限,容易受观察者主观因素的影响。根据不同的标准,可以将观察法分为不同的类型。

（一）直接观察和间接观察

根据是否借助仪器，可分为直接观察和间接观察。直接观察是指观察者凭借自己的感官直接感知观察对象，从而获得第一手资料的研究方法。间接观察是指借助各种观察仪器观察对象，获取事实资料的研究方法，如脑电图、皮肤电反应仪、声音高低分析器等。间接观察突破了直接观察中观察者的感官阈值，可供日后重复观测和反复分析。

（二）参与型观察和非参与型观察

根据观察者是否直接参与观察对象的活动，可分为参与型观察和非参与型观察。参与型观察是指观察者参与到被观察者的活动中，作为其中一员与观察对象建立比较密切的关系，在相互接触和直接体验中倾听和观察被观察者的言行，从而获得观察资料的方法。非参与型观察是指观察者不介入观察对象的活动，通过旁观获得观察资料的方法。一般而言，参与型观察能够获得较深入的调查信息，但也会受研究者主观因素的影响；非参与型观察比较客观公正，但往往缺乏对于观察资料的深刻理解。

（三）结构观察和非结构观察

根据在观察过程中是否有明确的观察项目，可分为结构式观察和非结构式观察。结构式观察是指观察者实施观察前规定观察对象和记录标准，制订观察提纲并在实施观察时记录预先设置的分类行为，标准化程度高，便于操作。非结构式观察是不预先确定观察内容和观察步骤，也没有具体记录要求的观察，比较灵活，适应性强，但观察资料比较零散，难以进行统计分析。

三、访谈法

访谈法是健康传播材料评估中广泛应用的研究方法，这种方法包括由研究者向被访问者或应答者提出一系列问题，从中了解调查对象对于传播材料的认知和看法等。根据访谈对象的多少和组织形式不同，可以分为个别访谈和小组访谈。

（一）个别访谈

个别访谈指访谈者单独与访谈对象进行的访谈活动。根据访谈形式的不同，个别访谈又可以分为非正式访谈、主题访谈、半格式化访谈和格式化访谈等。非正式访谈允许访谈者根据周围环境和访谈对象的不同调整访谈的话题，采取不同的访谈策略达到访谈目的，使整个交谈过程为既定目的服务。非正式访谈没有系统性，重复性差，收集的信息比较杂，不同访谈对象的访谈内容可能存在差别，不利于结果的比较分析，花费时间也比较长。相比而言，主题访谈、半格式化访谈和格式化访谈一般围绕既定主题或访谈提纲进行，访谈目的和内容清晰，针对性较强，能更有效地利用时间，便于综合比较不同访谈对象对于同一问题的回答，在健康传播材料评估的实际操作中应用更为广泛。总的来说，个别访谈形式的访谈者有更多机会分享和了解访谈对象的观点及他们在更广泛问题上的信念、经历等，往往获取的信息更加深入、详细和全面，但对访谈者的访谈技巧要求较高，记录和分析的方法也比较耗时，因此样本规模通常较小。

（二）小组访谈

小组访谈是通过与一组人员的交谈，了解目标受众关于健康传播材料的认知、喜好和态度的方法。根据目的、参加人数、人员组成的不同可以分成专题访谈和非专题访谈等。专题访谈是指根据研究目的，选择8～12名研究对象组成小组，在研究人员的带领下围绕特定主题进行充分、深入讨论的一种方法，一般要进行4～6组专题讨论。与专题访谈比较，非专题访谈一般不特意控制参与人数及人员组成，如访问同住在一个大家族的成员，或坐在一起做女红的农村妇女等。这种访谈形式往往缺乏系统性，不利于各小组之间的结果比较分析。在健康传播材料的评估中应用较多的是专题访谈的形式。其作为快速资料收集和现场评价的重要研究方法之一，可以在较短时间内获得相当数量的信息，从而对所评估的健康传播材料有较好的理解和认识。

四、其他方法

（一）文献分析

文献分析主要指搜集、鉴别、整理文献，并通过对文献的研究，形成对事实科学认识的方法。在健康传播资料的评估中，可以通过对既往相关健康主题或者特定人群的文献研究，了解前人已取得的成果、研究的现状等，从而判断传播材料的文化适宜性和可行性等。文献研究超越了时间和空间的限制，可以深入了解健康传播材料使用的社会、文化背景，是一种简单、非介入性的调查，方便自由，受外界制约较少，可以用较少的人力、物力和时间，获得大量的信息。

（二）专家评价

在健康传播材料的制作过程中，除了目标受众外，专家对于材料的评价意见也很重要。由于专家对于信息的科学性和传播材料设计的要求都有比较全面的认识，邀请相关领域的专家参与评价健康传播材料对于提高健康传播材料的质量具有重要意义。一般可以采用发送电子邮件或者召开专家会议的形式，收集专家对健康传播材料的专业性、适用人群、表达方式、传播渠道、传播目标等的意见和建议，综合评判材料是否符合创作与传播的规范要求，从而进一步完善传播材料的内容和设计，提升传播效果。

（三）视向测试

视向测试是记录人们在观赏某一幅画面的时候，其视点移动的方向和停留时间的长短。根据测试和记录的结果可以分析该受众对传播材料画面构图、文案信息的哪个点产生了较大的注意力，他的视点移动的轨迹是怎样的，停留时间最长的部分对他的吸引点是什么等等。仪器将人的复杂的视线动态作为注视点记录下来，测验结果是非常明确的。通过一定数量人群的测试和分析，可以分析和判断平面传播材料的视觉效果以及对于受众的吸引力，也可以用于检测视频传播材料的效果，可以记录视频播放时受众的观看时长、次数和顺序并作出分析。

（四）用户行为分析

随着数字时代信息传播渠道的变革，目标受众获取信息和传播信息的方式更加多样化。越来越多的人通过新媒体、社交网站等获取日常社会资讯、生活信息以及和他人进行联系、交流。因此，在开展健康传播材料制作时，除了了解目标受众的年龄、性别外，还需要观察其在应用媒介后的行为和习惯。可以充分利用大数据深入挖掘用户的搜索关键词、兴趣点、到访页、浏览主题词等数据信息，梳理搜索人次多、浏览频次高、咨询提问多的问题，高效、精准了解不同区域、不同季节、不同性别、不同年龄段用户的健康需求，多维度综合评价用户对健康科普内容、形式及传播方式等的偏好和满意度，从而实现有效的健康传播。

（五）定量统计

定量统计是对新媒体传播材料的基础传播数据进行统计，从而对材料的传播范围、覆盖人数、产生影响等进行评估，一般可以通过传播媒介的后台或第三方工具对健康传播材料的阅读量、评论量、转发量等进行统计。除了统计目标受众的评论量外，还可以对目标受众的评论内容进行统计，从中发现他们对健康传播材料所持的意见、建议等，从而为进一步完善材料提供参考依据。

（六）社群聆听

社群聆听也被称社交媒体监测，意为围绕特定主题，对发布在社交媒体网络上的信息进行监测与分析。社交媒体网络包括所有国内与海外的大小社交媒体平台。国内有微博、微信、抖音、小红书等，海外主要有 YouTube、Facebook、Instagram、Twitter 和 Pinterest，当然也包括基于社群和消费者意见的小型网站，如贴吧论坛、博客、Vlog 和评论网站等。在人工智能和机器学习的加持下，当前的社群聆听工具已经实现了监测自动化与实时分析。分析数据会以一个数据可视化的仪表盘呈现，方便健康材料制作者的数据理解。

第三节　健康传播材料制作评估指标

评估是重要的质量控制手段,应贯穿于健康传播材料制作的过程中,而评估指标是评估活动的要素之一。没有恰当的指标就无法进行准确的评估,也无法对评估结果进行表述。下面将结合健康传播材料制作评估的常见类型,分别介绍其评估内容和评估指标。

一、健康传播材料制作的过程评价

(一) 过程评价的内容

过程评价是针对工作过程所做的评价,就是对健康传播材料制作的各个程序和步骤进行监督,用于检查健康传播材料制作过程中每一项具体活动的执行情况和完成质量,以保证健康传播材料制作的正常运行。健康传播材料制作的过程评价是以评估工作的正常运行为基础,通过对评估工作的监测来实现的,主要评估工作计划执行、人员、预算、问题解决、评估目标受众满意度、修改计划和进一步执行。评价内容包括传播计划的实施进度、传播材料的制作进度和数量、分发渠道等是否是按照传播计划实施、信息是否被合理、切实、有效地传播等。过程评价是对过程的监督,是提高和保证传播材料质量的外在因素,并根据评估结果及时修正整个材料的制作过程,有效保障传播目标的实现。参与评价的工作人员最好不是直接的材料制作者和相关人员,以利于评价结果的公正性。评估的要点包括以下。

(1) 对设计制作过程的评估:制作计划、制作小组的人员、制作程序、过程资料是否齐全,是否按计划完成相关工作等。

(2) 对生产质量的评估:印刷或制作单位是否按合同要求进行生产,产品的质量(材质、色彩、清晰度等)是否符合要求。

(3) 对经费使用情况的评估:可以通过查阅资料或询价的方式了解经费的使用是否与计划相符,经费是否合理等。

（二）过程评价的指标

（1）工作执行指标：工作执行率＝（某时段已执行工作数/某时段应执行工作数）×100％。

（2）人员参与指标：人员参与率＝（实际参与人数/计划参与人数）×100％。

（3）经费使用指标：经费使用率＝（某项工作的实际费用/该项工作的预算费用）×100％。

二、健康传播材料制作的效果评价

（一）效果评价的内容

效果评价主要是对材料的评估，包括目标受众对于接收信息效果的评价和对材料本身的评价，以及专家对于材料信息科学性和材料本身的评价。信息传播效果是目标受众从健康传播材料中获取的信息情况，包括接收了多少关键的信息、理解了多少信息、记忆了多少信息、信息对改变态度和行为产生了什么样的作用等。信息对行为的效果较难准确评估，目标受众认知与行为的改变往往是多种传播和干预方式综合作用的结果，只能从受访对象的回答中作出粗略的评估，或者评估受访者获得信息后的行为倾向。材料本身的评价是指材料本身在种类选择、表现形式、感染力等方面被目标受众认可程度、喜爱程度等。材料本身的形式和对受众的感染力决定着它是否能起到一个好的传播信息载体的作用。没有好的载体，信息传播效果就会大打折扣，甚至完全没有效果。因此，对材料本身的评价也是健康传播材料制作评估的重要内容，主要从其对目标受众是否适合、是否受欢迎以及受众对材料整体质量的看法等几方面入手。

（二）效果评价的指标

1. 针对材料本身的评估指标

（1）对材料的满意度：了解目标受众对于传播材料的质量、内容、形式等方面的整体评价意见，也就是对开发制作的健康传播材料的满意程度，一般可采取评分或者分级的形式进行。

（2）传播材料适宜性：了解传播材料所使用的语言或文字表述是否通俗易懂、种类和形式是否适宜、是否适合目标受众的阅读水平和理解能力、是否能够使用和方便使用并进行评分，可以使用传播材料适宜性评估工具（如 SAM 评估、可读性公式）对传播材料的适宜性进行评估。

（3）信息的针对性：传播材料中的核心信息是为目标受众所设计的，信息针对性和实用性的表现在于信息是否符合目标受众的实际需要、是否可指导其实际行为。

（4）信息的简明性：受众比较容易记忆简明的信息。复杂、繁琐的信息则相对不容易较完整地保存在记忆中。作为传播者，我们希望受试者不仅能够理解信息而且能够记忆信息，这样才能产生更好的效果。对于没有特定受众（面向大众人群）的材料信息效果评定的建议原则是：能够复述出 90% 以上的核心信息属于"接受了全部信息"（一级）；能够复述出 60%～90% 的核心信息属于"接受了大部分信息"（二级）；能够复述出 30%～60% 的核心信息属于"接受了部分信息"（三级）；能够复述出 10%～30% 的核心信息属于"接受了很少信息"（四级）；能够复述出的核心信息少于 10% 则属于"基本没有接受到信息"（五级）。如果需要评价的材料信息量很少，那么可根据具体内容改变设计，将其简化为三级：能准确复述信息内容为一级；基本清楚地复述出信息主要内容为二级；不能清楚复述出信息基本内容为三级。

（5）材料的艺术性/吸引力：了解传播材料的表现形式是否被目标受众所喜欢，如图画、色彩、人物形象、背景等是否有趣味和吸引力，根据目标受众的反馈进行评估。

2. 对受众的影响评估指标

（1）核心信息知晓率：反映调查对象对核心信息掌握情况。可以根据材料中核心信息的多少分为总体知晓率、单条信息知晓率等。知识的提高是传播效果的最低层次，传播通常较容易达到此方面效果。

（2）态度/信念改变率：反映传播材料的信息对目标受众的态度影响。受众在接收传播信息后会产生态度和信念的改变，这是效果的中间层次，但是也有些传播材料以此为最终传播目标。

（3）行为意向/改变率：反映传播材料的信息对目标受众的行为意向乃至行

为的影响。传播材料引起受众采取行动是健康传播效果的最高层次。受众接受健康信息后，在知识增加、健康信念认同、态度转变的基础上，改变其原有的不良行为和生活方式，采纳有利于健康的行为和生活方式。

除了以上通用原则外，不同的健康传播材料在评估的侧重点上各有不同，在实际工作中需要根据材料的形式来确定。

参考文献

［1］程士安.广告调查与效果评估(第二版)［M］.上海:复旦大学出版社,2003.

［2］谷丽婧.基于大数据技术的移动用户行为分析系统的研究［J］.电子技术与软件工程,2021,(23):152-154.

［3］顾沈兵.健康教育评价实用技术［M］.上海:第二军医大学出版社,2014.

［4］李长宁.健康传播材料制作与评价［M］.北京:人民卫生出版社,2018.

［5］李丹丹,高晓平,刘运娟.基于眼动技术的服装视觉评价研究［J］.纺织科技进展,2021,(08):45-49+53.

［6］田本淳,董蕾.平面健康教育材料设计制作使用与评价［M］.北京:北京大学医学出版社,2011.

［7］田向阳.健康传播学［M］.北京:人民卫生出版社,2017.

［8］田向阳.健康传播理论与实用方法［M］.北京:人民卫生出版社,2017.

［9］YE B, KRISHNAN P, JIA S. Public concern about air pollution and related health outcomes on social media in China: an analysis of data from Sina Weibo (Chinese Twitter) and air monitoring stations［J］. Inter J Enviro Res Public Health, 2022, 19 (23):16115.

第四章

健康传播材料信息生成中的评估

　　疾病预防与保健信息充斥于各类媒体。健康信息的科学性越来越引起人们的关注。有些未经现代科学严谨论证的错误信息通过巧妙包装和策划，混淆了大众健康知识传播市场。在商业利益驱动下，公众接触到的某些看似来源可信的健康资讯被有目的地歪曲了。有些媒体为了片面追求新闻效果，将学术前沿的专家争论转移到了大众健康科普的阵地。健康资讯发布渠道太多、内容互相矛盾，使得公众无法辨别真伪，无所适从。一些媒体与网络公布的信息往往是无作者、无来源考证、无公布时间等不规范的"三无作品"，或者存在片面性或误导性的宣传内容。从受众角度来讲，缺乏对健康信息的真伪判别能力也严重影响了公众对健康信息的获取与正确理解。健康传播材料包含的是用于指导或激励公众采纳健康行为或保健方法的关键生命信息。这些信息对于提升公众健康意识、引导公众采纳健康的生活健康方式与行为至关重要，其制作、公布与传播必须遵循适宜、通俗、可及等传播学与社会营销的原则，才能保证这些信息能有效地传递给受众，并能激励他们采取行动维护自身的健康。

　　为落实《全国健康教育专业机构工作规范》（2010）中的"拟定健康促进与健康教育信息规范和标准"的要求，以指引各级健康教育机构与健康相关媒体发布科学、准确、可信、适用的健康教育相关信息，中国健康教育中心开展了相关规范与评估工具的开发工作。为促进健康科普工作的科学、规范、有效的开展，原国家卫生和计划生育委员会办公厅印发的《健康科普信息生成与传播技术指南》

（以下简称"《指南》"）对健康科普信息的科学、规范、有效开发制定了相关指南。本章就健康教育相关信息科学性、信息传播有效性的标准及相关规范开发过程进行介绍与研讨。

第一节　信息科学性评估

健康信息是以健康领域的科学技术知识、科学观念、科学方法、科学技能为主要内容，以公众易于理解、接受、参与的方式呈现和传播的信息，通过普及这些信息帮助公众形成健康观念，采取健康行为，掌握健康技能，提高健康素养，从而维护和促进自身健康。

信息的科学性原则主要有 4 点：一是内容正确，没有事实、表述和评判上的错误，有可靠的科学证据（遵循循证原则），符合现代医学进展与共识；二是应尽量引用政府、权威的卫生机构或专业机构发布的行业标准、指南和报告，有确切的研究方法且有证据支持的文献等；三是属于个人或新颖的观点应有同行专家或机构评议意见，或向公众说明是专家个人观点或新发现；四是不包含任何商业信息，不宣传与健康教育产出和目标相抵触的信息。

健康信息的科学性一般从科学依据、准确、权威（或可信赖）3 个方面来衡量。

一、评估原则

（一）科学依据

从学术角度来说，科学性是指信息内容是否有可靠的科学证据（evidence-based medicine）或符合现代医学的最新进展与共识。现代医学强调循证原则。卫生保健决策者和医生在向公众推荐某一疗法或预防方案时，都必须权衡其利弊，对证据质量和推荐强度进行评估。目前全球被广泛接受的 GRADE（grading of recommendations assessment，development and evaluation）系统将证据质量分为高、中、低、极低 4 级。高级是指未来研究几乎不可能改变现有疗效评价结果的可信度;中级是指未来研究可能对现有疗效评估有重要影响,可能改变评价结果的可信度;低级是指未来研究很有可能对现有疗效评估有重要影响,改变评估结果可信度的可能性较大;极低是指任何疗效的评估都很不确定。2006年中国循证医学中心将证据分为以下5级:A级来自系统评价,行业标准;B级来自政府及相关机构报告;C级来自有确切研究方法的文献;D级来自综述;E级来自专家意见。作为向公众推荐的健康教育相关信息(有时也称为"核心信息"或"关键信息"),引入的信息一般是大家公认的科学常识,或来源于政府或专业组织的报告或指南,对于新的研究发现或论点则应谨慎对待。按照上述标准,我们建议引入的信息应该在推荐证据分级B级及以上水平。

(二) 准确性

美国疾病控制与预防中心(centers for disease control and prevention, CDC)推荐的"有效健康传播信息内容的10项标准"将准确性描述为:"内容正确,没有事实、表述和评判上的错误"。在实际应用中,准确性也可延伸出另外两种释义:一是客观准确地描述保健或治疗方法的功效与作用,不能有夸大与误导宣传之嫌;二是描述某种疗法的功效时,也应陈述其可能的不良反应或潜在危害,或告知其他可供选择的有效方法,即注意"平衡性(balance)"的问题。如有研究报道适量饮酒可能对冠心病有一定预防作用,这时不仅要准确描述何为"适量"饮酒,还要说明"适量"饮酒对哪些人群可能是有益的,对哪些人群反而是有害的,并且要告知权威机构并不建议将饮酒作为预防心脏病的一种措施,通过饮食与锻炼也可以取得诸多益处等。

举例来说,"量"的概念在健康信息传递中非常重要。比如有说法称虾含有大量"五价砷化合物",维生素C会将其转化成剧毒的三价砷即砒霜,所以虾和含维C的食物不能一起吃。事实上,海产品含有的多数是稳定的有机砷,极其微量的无机砷进入人体后会很快代谢掉,不会跟人体中的维生素C发生反应。而且我国鱼类砷含量标准是0.1 mg/kg,而砒霜摄入100～200 mg才有致命危险,这样算要吃多少鱼才能有致命危险? 抛开剂量谈毒性都是危言耸听。

因此,应让公众通过准确的、权衡利弊的解释来正确理解健康信息以做出对自身健康有益的健康决策。

（三）可信性

可信性是指内容来源或公布信息的机构或专家个人是可以信赖的，如来源于政府或相关领域的权威机构、专业组织或权威专家的建议或指南、核心信息等，非行业专家或新颖的观点则应有同行专家或机构评议意见，或向公众说明是专家个人观点或新发现。任何媒体与个人向公众大肆发布没有确切证据的或个人的研究结论与学术观点都可能会危害到公众的健康利益，这种做法本身并不符合科学伦理原则，也是对社会不负责任的表现。

在传播健康信息时，可以将一些内容打上出处。政府或专业机构可以将机构名或参与编制的专家和来源印到健康材料上，提高健康信息的可信性。但同时也要注意和准确性相结合。一些营利性机构因某些目的制作健康传播材料时会将对自己产品有利的内容注明来源，以此误导目标人群。比如中国烟草总公司某专家曾提出低焦油烟草可以减少卷烟危害，但事实上并不存在低焦油卷烟对身体危害更小的说法。专家的研究结果仅仅是为了有助于烟草公司生产低焦油卷烟来盈利。

二、评估方法

健康信息的科学性非常重要。故建议在形成健康传播材料初稿后，需要邀请专家对文字信息进行科学性审查，修改不准确、不科学的信息，保证初稿的信息准确、科学、无错误。主要采用的是专家咨询的评估方法，邀请至少2～3名相关领域的专家对初稿进行逐字审核，以保证内容的科学性。邀请的专家应该是在该领域有一定建树或实践经验的专家，其来自高校、政府部门或专家技术机构，并且和审查的健康信息内容没有利益关系。如果遇到专家意见无法统一时，可查阅相关文献，参考 GRADE 系统评级，也可以邀请专家面对面进行讨论交流，以确定信息的科学性。

第二节   信息适用性评估

《国务院关于实施健康中国行动的意见》指出"编制群众喜闻乐见的解读材料和文艺作品,以有效方式引导群众了解和掌握必备健康知识,践行健康生活方式"。

健康信息传播的终极目的是有效影响与改变目标人群的观念与行为,促进公众健康。这种行为可以是人们不健康的卫生习惯(如洗手)、生活方式(如吸烟),也可以是与疾病和健康密切相关的某种保健方法或措施(如不吃病死禽肉)与采纳卫生服务(如接种疫苗)。为保证这些信息能影响目标人群的行为或观念,除了信息内容本身的科学性以外,有效的信息还必须针对传播的目标人群(即受众)的需求与特点进行设计,以使信息与目标人群相关、适合受众文化、语言特点,通俗易懂;为保证这些信息能传播给目标人群并达到一定效果,也必须遵循信息的可及、重复、时效等传播学原则。

健康信息的适用性原则主要有3点:一是针对公众关注的健康热点问题;二是健康科普信息的语言与文字适合目标人群的文化水平与阅读能力;三是避免出现在民族、性别、宗教、文化、年龄或种族等方面存在偏见的信息。

一、评估原则

(一) 适用性

健康信息是否适合于受众的年龄、社会和文化特点、语言和受教育程度,并与受众需求与愿望密切相关;是否根据目标受众特点选择合适的传播形式,传播形式应服从健康科普信息的内容,并能达到预期的健康传播目标。

(二) 可及性

健康科普信息能够发布或传递到目标人群可接触到的地方(如公告栏、电视、广播、社交与人际网络等)。健康科普信息可通过不同渠道形成反复多次的传播和使用,并在一定时间内保持一致性。媒介是健康传播的重要载体,做好媒介的评估,选择合适的呈现平台对健康信息的传播尤为重要。比如对媒体的无所适从经常成为老年人与新媒体健康传播之间难以逾越的屏障。面对该类人群,来自传统媒体的健康信息,如官方来源的纸媒等可能更加适用。

(三) 可行性

健康促进的目的是改变行为。健康信息须包含如何采取行动的具体步骤,告诉目标人群我们希望他们做什么。如世界卫生组织提出的每日 5 克盐的健康建议,对中国家庭来说,做菜时对盐的把控经常使用"少许"等估量词,很难把控住"5 克"的概念。在传播这类信息时可能需要进行量化,或者搭配控盐勺的发放。许多饮食健康相关的健康信息都需要注意该类问题。比如《中国居民膳食指南(2022)》建议每天摄入谷类食物 200～300 克,一般居民可能无法立刻掌握300 克谷物的概念,因此,在健康传播时可用容器做一个量化解释,比如怎样大小的一个碗、盛装多少个这样的碗的食物等于 300 克,让目标人群可以更容易理解,帮助其巩固健康行为。

二、评估方法

设计制作的健康传播材料是否适用于我们开展活动的主要目标人群,目标人群对这些信息是否能够理解与接受,这些信息能否产生期望中的社会效益,这一切在材料成形并正式投入生产前就应该非常明确。为此,应该重视信息评估工作。根据评估结果进行分析,对信息进行及时地修正和调整,并调整材料的设计。如果在生产前来不及进行评估,也可作为下次制作相似材料时的参考和经验累积。健康传播材料信息的适用性评估可分为针对专家和针对目标人群(受众)两种。

(一) 专家评估

邀请专家对健康信息的适用人群、传播方式和渠道、传播目标等进行专业领域的咨询。该过程可以结合信息的科学性评估同时完成。

（二）受众评估

（1）是否符合目标人群需求：健康传播材料计划制作前，应通过访谈、现场调查、文献查阅等方式初步确定目标受众的重要健康问题，了解目标人群的健康信息需求（他们想知道什么）。健康传播材料初稿完成后，可通过定量调查、定性研究对目标人群（受众）进一步开展调查，评估对相关健康传播材料的需求度。

（2）掌握目标人群对健康传播材料中健康信息的知晓程度：基于健康传播材料提供的健康信息对目标人群开展基线调查，了解其对相关领域信息了解程度。将健康科普材料或者健康信息提供给目标人群。目标人群通读后再对其进行评估调查。评估其对相关知识的知晓率是否提升。

（3）了解健康传播材料中健康信息所建议行为的可行性：该类信息传播是否符合目标人群的接受能力，时机与场合是否有更多建议等。

（4）了解影响健康科普信息传播的因素（态度、文化、经济、卫地生服务等）：可针对性邀请敏感人群，评估是否在民族、性别、宗教、文化、年龄或种族等方面存在产生偏见的信息。

（5）了解目标人群喜欢的信息形式（纸质、新媒体等）、接受能力、信息传播的时机与场合等。

受众评估部分可以结合信息的通俗化评估共同完成。

（三）信息预试验/信息评估

在健康科普信息定稿之前，要在一定数量的目标人群中进行试验性使用，可以选择小部分的目标人群，通过个人访谈、小组访谈、问卷调查等形式开展预试验或评估。

（1）信息是否易于被目标人群理解、接受，是否满足目标人群的健康需求，是否能传递健康信息给目标人群，是否有激励行为改变的作用，在促进行为改变上是否有需要改进的地方等。

（2）健康信息是否符合当地文化，是否有说服力，在设计上是否有吸引力，是否能引起目标人群的共鸣。

（3）健康信息的呈现形式是否符合目标人群的特点。比如，青年群体可能更偏爱短视频类展示，或者比较有设计感的传播材料；老年群体更偏爱专家讲课，或者文字内容较丰富的传统传播材料。

（四）信息的风险评估

适用性评估也包含对信息进行风险评估，以确保信息发布后，不会与法律法规、社会规范、伦理道德、权威信息冲突，导致负面社会舆论，也不会因信息表达不够科学准确或有歧义，引起社会混乱和公众恐慌或对公众造成健康伤害。根据工作实际，除了目标人群评估外，也可在专家审核以及预试验阶段结合风险评估的内容，同时，在信息发布之前可再组织相关专家进行论证确认。

第三节　信息通俗化

专家在编制健康信息时会本能地使用一些专业词汇，但这些专业词汇对一般百姓、目标人群来说可能难以理解。健康传播材料的目标人群是一般居民，不是医生和专业技术人员，如果有很多生僻的专业名词、难以理解的技术术语，或眼花缭乱的符号和数字，就很难吸引读者，也无法把健康信息传播出去。

一、通俗化的技巧

（一）去专业化

注意这里的"去专业化"意思是将"专业化"的知识用"非专业"的词汇来表示，简单来说就是要减少信息里的专业名词和医学术语，尽量将专业名词"翻译"成大众化语言。对医学专业术语和外文符号，尽量少用或不用，非用不可时，最好在后边用日常用语加以解释。如一些疾病名称，有全称，也有简称、俗称，为了便于读者理解,应尽可能在专业名称后边注明其俗称和简称。如:癫痫,俗称羊角风;银屑病,俗称牛皮癣;流行性脑脊髓膜炎,简称流脑等。对一些解剖部位,能用俗语解释的,也要在后面加括号给予说明,如股骨(大腿骨)、角膜(黑眼珠)等。对非用不可的英文符号,如一些化验项目、辅助检查、某些激素等,通过查医学资料或咨询专业医生,尽可能地将这些符号全部译成汉语,放在英文字母的后面加以说明,这样既不会让目标人群感觉是在读天书,又方便查阅化验单。如在"'小三阳'需要治疗吗""'大三阳'孕妇能否生下健康宝宝"等有关乙肝大小三阳的文章中,作为专业医师,往往习惯将乙肝五项——乙型肝炎表面抗原、乙型肝炎 e 抗原、乙型肝炎表面抗体、乙型肝炎核心抗体、乙型肝炎 e 抗体等,全部用英文字母 HBsAg、HBeAg、抗- HBs、抗- Hbc 和抗- HBe 等来表示。这种表达方法对专业人士来说耳熟能详,但对一般居民可能是看不懂的。为了帮助目标人群理解,可以将这些符号全部翻译成中文,放在英文字母的后面加以说明。对涉及的一些药名,应尽可能用大众熟悉的商品名。每个药物一般有三个名字:正式名、化学名、注册名(可以是正式名也可是商品名)。大多数居民对化学名、正式名看不懂、记不住,更多的是认同商品名。因此,在健康传播中涉及药物名称时,应尽可能使用商品名。但有些药物不可仅写出其商品名,因为目前药物的商品名太多,同一种药物出自不同的生产厂家,就可能有不同的商品名。为了避免患者在用药时出现重复使用的现象,可以在药物正式名或化学名后边注明商品名,括在小括号里。这样既不影响信息的通俗性,又避免患者重复用药。如甲硝唑(灭滴灵)、罗红霉素(严迪)、硝苯地平(心痛定)等。

(二) 表达手段

1. 讲故事

一些介绍疾病的健康信息经常概念先行,上来就介绍定义,然后是发病原因或机制,接下来是临床表现、治疗原则和预防措施,和医学专业书内容别无二样,枯燥乏味。建议变"概念为先"为"事实先行",从新闻性的具体事例或生动可读的病例出发,让目标人群先有一个感性的认识,再引入各类健康信息。用生动、有趣的故事开头,从身边的事说起,通俗亲切,更能引人入胜。

2. 打比喻

有些医学信息特别是关于疾病发病机制的信息比较抽象、深奥，目标人群不易理解，因此，在采写或编辑稿件时，应找出一些与表现对象相类似和相对较浅显、具体、为一般居民所熟悉的比喻对象相比，讲清它们之间的关系，这样所要说明的道理就会通俗易懂。如我们在介绍疫苗的时候，可以把免疫系统比喻为身体的军队，而病毒是敌人，那么灭活疫苗就是把敌人的尸体送到面前，让军队熟悉；减毒活疫苗就是把敌人打到半死然后送到面前，让军队练练手。前者安全性高，但后者更能帮助你的身体记住敌人的特征。这样的形象比喻生动活泼，比起死板地解释免疫诱导机制更加浅显易懂。

3. 图文搭配

在文章中添加插图，图文并茂，既吸引目光，又能帮助理解文字的内容。比如一些有关中医按摩、针灸、保健养生方面的健康信息，常常涉及一些身体穴位。这些穴位若是单用文字解释，常常解释半天，受众也搞不清楚其确切位置，但如果在文字说明的同时配上穴位的插图，就会更加直观，也能让受众更准确、容易地理解文字的内容，而且有时比阅读文字理解还快。另外还有些介绍健身方法或保健操的信息，若单单按照文字描述的动作配上插图，有时读者不看文字，只看图，就能大体上明白采取什么姿势，做什么动作了。插图不仅美化了版面，更烘托了文字内容，加强信息的易读性。

当然，使健康传播材料通俗化的方法远不止这些。只有让健康传播材料通俗化，让受众看得懂、学得会、用得上，健康信息才有传播性，才能吸引受众的目光，才能更好地传播健康知识。

二、评估原则与方法

健康信息通俗化的评估，首先要确定评估对象是目标人群。在目标人群中选择年龄、性别、文化程度等特征有代表性的对象进行评估，了解他们对健康信息是否理解、是否有吸引力等。如果有艰涩难懂的内容，可以进行调整，用更容易理解的方式进行诠释。

注意，信息的科学性评估是邀请相关专家进行评估，而信息的适用性和通俗化的评估主要是招募目标人群代表进行评估。

第四节　评估方法和评估工具

一、一般评估方法

(一) 专家咨询

邀请专家对健康科普信息的专业性、科学性、适用人群、传播方式和渠道、传播目标等进行专业领域的专家咨询、听取专业意见进行调整。多用于健康信息的科学性、适用性评估,也可用于健康传播材料的生成阶段。

(二) 定量调查

问卷调查快速灵活。封闭式的问题有利于结果分析,可制订类似该健康传播材料所提供的信息是否知晓、是否能够理解信息所要传播的知识、是否符合个人健康需求、希望以何种形式获取该类信息等问题。多用于健康信息的适用性、通俗性评估。

(三) 定性调查

可以采用专题小组访谈和个人访谈等方式,深入了解目标人群对健康科普信息的建议、理解程度等。多用于健康信息的适用性、通俗性评估,也可用于健康传播材料生成和传播阶段的评价。

(四) 舆情监测

主要是通过网络监测和公众反馈等方式,了解公众和目标人群对传播的健康科普信息或现实生活中某些热点、焦点问题的各种态度、情绪、意见和建议。多用于健康信息的适用性、通俗性评估,也可以用于健康传播材料生成与传播阶段以及效果的评价。

通过评估,确定健康传播材料的科学性,进一步了解目标人群对健康教育相关内容的认知和需求,同时总结经验教训,调整健康传播材料的内容和呈现形式,使其更加通俗易懂。关于面向受众的适用性、通俗化评估,以下介绍几种国内外常用的评估量表。

二、国内外研究现状

(一) 国外研究现状

国外有关健康信息评估较为全面,评估工具多样,主要从适用性、清晰简明程度、建议行为的可操作性等方面评估健康材料,通常与几种可读性公式联合使用,可应用于纸媒与网络健康教育材料。

1. 健康教育文本材料适用性量表(suitability assessment of materials,SAM)

由 Doak 等基于向低健康素养的人群实施健康教育,开发设计了 SAM,从内容、图表、布局设计、学习激励与动机、文化适宜性 5 个维度 22 个条目对健康传播材料的适用性进行评价。评分者首先仔细阅读信息材料,确定其主旨和主要观点;应用量表所提供的评价标准,对条目进行评分。条目采用三级评分法,由高到低分别赋分 2、1、0 分。若部分条目在材料中未涉及,则在相对应的打分栏中勾选 N/A,每出现一个 N/A 条目,则量表满分值减去 2 分,量表计分方法采用总体得分率表示。对应得分率解释如下:70%~100% 为优秀,40%~69% 为合格,0%~39% 为不适用。SAM 在国外具有广泛的使用基础,已发展为成熟的健康教育材料评估工具,被应用于评价风湿性疾病、哮喘等健康教育文本材料的适用性。一些非英语国家如韩国也开始使用 SAM 评价健康材料。

2. CDC 清晰沟通指数(clear communication index)

CDC 清晰沟通指数由美国 CDC 联合语言学、社会科学、公共卫生等领域的专家经过反复讨论并参考《联邦简明英语指南》(*Federal Plain Language Guidelines*)编制而成。从核心内容、行为建议、数字使用和风险告知 4 个方面为发放给公众的文字材料作了具体评价。目标是让人们更好地理解文字材料。评分表包含 4 个维度 20 个条目。核心内容维度适用于评价所有材料。"行为建议"和"数字使用""风险告知"3 个维度可根据材料内容的构成选择性评估。条目采取两级计分。总分以得分率表示。得分率>90% 为可接受的健康教育材料。运用 CDC 清晰沟通指数能降低文字材料的阅读难度,值得推广,但由于中美文化差异不能直接翻译使用。

3. 患者健康教育材料评估工具(patient education materials assessment tool,PEMAT)

患者健康教育材料评估工具包含量表简介、使用指南、印刷材料评估、视听材料评估 4 部分。其创新性在于可评估印刷材料和视听材料。量表从易懂性和可操作性两个维度评估健康教育材料。印刷材料和视听材料分别由 26 个和 23 个条目组成。量表计分方法采取"不同意＝0"和"同意＝1"两级评分。量表中的易懂性(understandability)指健康教育材料能使不同文化背景和健康素养的受众正确处理和理解材料中的关键信息;可操作性(actionability)指健康教育材料能使不同文化背景和健康素养的受众能够根据材料呈现的内容正确识别出他们能采取的行动。PEMAT 的计分为两级计分,且条目提问较简洁,概括性高,当材料的特征不明显、模棱两可的状态下,评价者可能会随机勾选其中一个选项,具有一定随机性,因此,需结合其他工具使用,并且部分条目标准化程度有待加强。

4. 可读性公式(readability formulas)

通过可读性公式测试出受试材料对应的年级水平,一定程度上反映了传播材料的难易程度。国外评估文字材料的可读性公式主要有 Fry Graph、Flesch Reading Ease、SMOG、FORCAST 等 40 余种,以句长、音节数、难词比率作为可读性指标,根据公式计算出阅读等级 M。以上公式均针对英文语境,通常综合运用以上公式对文字材料的可读性进行评估。如研究显示纸媒和新媒体在不同疾病主题,包括心血管、眼科、儿科疾病等均需要较高的阅读水平(8～12 年级),而基于美国人平均阅读水平为 8 年级,推荐文字材料的理想阅读等级应为 6 年级。

上述健康教育材料评估量表中,SAM 是国外使用范围较广、较为成熟且信效度良好的量表,但由于社会文化和语言表达差异,SAM 在东方国家的本土化不够理想;CDC 清晰沟通指数的应用处于初步阶段,研究表明其可以有效降低文字材料的阅读难度,未来可参考以上量表编制符合我国国情的健康教育文本材料评价工具。

（二）国内研究现状

关于文字材料的评价工具主要集中在纸质媒体，可分为定量与定性评价。相关量表应用实例较少。目前，对新媒体文字材料的研究处于起步阶段，主要集中于传播模式和传播效果的研究，缺乏文字材料对大众适用度的评价。

1. 目标人群结构式访谈工具

受试者首先阅读健康教育材料，研究人员通过访谈了解受试者对健康传播信息的接受情况和对材料的主观意见，并根据受试者的回答情况对信息效果（通俗性、简明性、针对性/实用性）和材料效果（材料的形式是否合适、目标人群对材料的认同程度）实行 5 级赋分，总分为 100 分。该评价方法使用较多，但也存在局限性，主要有：①评价方法较为复杂。访谈者需先熟悉评分细则，然后准备访谈提纲，到现场实地一对一深入访谈。整个过程需要花费大量人力、物力和时间成本，不利于大范围推广；②访谈需要访谈者有较高的语言表达和现场把控能力。不同访谈者之间存在一定的差异性，这有可能导致组间差异较大；③调查结果未必能反映受试者的真实意见。虽然最终的调查结果以定量的分数体现出来，但是评分者不是受访者而是访谈者和记录员讨论后的分值。信息从受试者发出，经过访谈者和记录员的传递，最终体现在分值上容易造成信息失真，看似客观的定量分值未必如实反映了受众的选择。

2. 平面健康教育材料专家评价指标体系与评分标准

该标准采用百分制计分方法，对健康教育材料的信息内容（55 分）、版面设计（35 分）、材料形式与质量（10 分）三方面进行量化评价。量表对每个评价项目提出满分要求，专家根据材料的实际情况评分。例如"版面布局"分值为 10 分，满分要求为"主体内容和主体图画的分布符合传播效果原则，无明显缺陷"，对应评分细则为"版面布局违背传播效果原则，扣 4～7 分；存在小的布局问题扣 1～3 分"。评分表使用弹性扣分，评定者间信度可能会偏低，该量表的信效度尚未见报道。

3. 健康教育资料评价工具

《健康教育服务实施与评价指南》提供了针对性强且齐全的评价表，包括传单/折页、小册子、海报 3 个质量评价表以及健康教育平面传播材料传播效价表等,对材料的质量从内容和设计两方面评价。共 12 个评价指标,评分标准从符合至不符合,分别计分 5、4、3、2、1 分。结果以得分率表示:得分率≥90％为优秀,得分率＜90％但≥70％为合格,得分率＜70％为不合格。以上指标体系以提纲式描述,未对指标作详细具体的说明,普通医务人员在使用时可能有一定的难度,可操作性和适用范围有待提高。

4. 健康教育文本材料适用性量表

国内多名学者尝试过翻译 SAM,但数据均低于国外相关研究。原因可能是由于对条目解释不够具体、中英语言表达及文化的差异、评定者经验不足等。其是否适用于评估我国健康教育材料有待进一步研究。有学者以 SAM 为制作凯格尔运动健康教育印刷材料的标准,发现以 SAM 为标准制作的材料健康教育效果更好,受众评价较高,故 SAM 对中文文字材料的编写有良好的指导作用,但未见量表引进过程及信效度检验的报道。

5. 中文文本可读性指标

中文文本可读性指标的相关研究较少。有中国台湾学者根据中文特征发展了以词汇数量、词汇长度(笔画数)等为基础的 24 个可读性指标,并进行了模型效度验证,可用于小学教材阅读难度分级。但由于指标基于繁体字发展而来,且阅读等级依据中国台湾的教育体系,以上指标公式尚不适用于中国大部分地区。有关简体字的可读性公式研究尚未见相关研究。

上述国内健康教育文本材料评价工具主要面向纸质媒体的评估,因范围局限,且应用实例较少,难以衡量工具的有效性。大部分量表未考虑移动互联网的迅速发展带来的传统媒体健康材料向新媒体迁移。目前,对于新媒体健康材料的研究处于起步阶段,主要是在新闻媒体的视域下探讨健康信息的传播效果,缺乏从医疗卫生人员的视角探讨文本材料本身的质量问题,未来应开发新媒体文本材料的评价工具,为文字材料的编写和甄选提供依据。

参考文献

[1] 郝丽霞.医学科普:通俗才可读[C]//首届科技出版发展论坛论文集,北京:中国科学技术出版社.2004:344 - 346.
[2] 梁婉萍.新媒体下健康教育文字材料适用性评价量表的研制及初步应用[D].广州:南方医科大学,2019.

〔3〕任学锋,赵雯.健康教育相关信息生成与发布规范和信息质量评估工具开发的探讨〔J〕.中国健康教育,2014,30(6):566-568.

〔4〕DOAK C C, DOAK L G, ROOT J H. Teaching patients with low literacy skills 〔M〕. Philadelphia: Lippincott-Raven Company, 1996.

第五章

健康传播材料设计与表达中的评估

杰出的创意是健康传播材料成功的标志之一,也是设计者努力追求的目标。"创意(creation)",英文意为"创造""创作",广告或传播学中则称为"创意",含有创作立意的意思。创意是一种创造性的并对实践有指导意义的思维活动。

第一节　健康传播材料的设计和表达

一、创意性设计的概述

创意性设计的中心任务是表现主题,在健康传播上,即为表现某个健康主题,也就是传播材料的中心思想,材料所要宣传的重点。因此,设计者在创意阶段的一切考量,都要围绕着主题来进行。创意是一种复杂的心理过程,它具体表现为对前期获得的材料要经过去粗取精、由表及里的分析、综合、比较、概括、系统化、具体化、形象化等过程。当传播材料的主题确立之后,就要策划从哪个角度来表现主题,用什么方式来体现主题,这就是创意性设计的任务。创意性设计在于提供创造性的构思、点子与手段,以保证传播材料制作和策划得以顺利实施。创意性设计能赋予传播材料精神和生命力。

创意性设计从概念来看还具有抽象性,通过构思、创造意境来表现主题,蕴含了丰富的想象力和魅力。健康传播一般被认为是促进人们提升自身健康水平的手段,但一个优秀的、有创意的健康传播材料,可以得到意境和品位的延伸和升华,巧妙地将传播材料与艺术糅合在一起,营造出一种寓意深刻的超然胜境,使人们由此产生联想、回味、追忆、感慨、惊奇、赞叹等丰富的心理活动,激发受众的情感和认同。就如某一广告大师曾说过:"不但要卖牛排,更要卖烤牛排时的滋滋声。"套到健康传播上说,可以说成:"不仅要'卖'健康,更要'卖'健康带来的浑身舒适的感觉。有创意的传播材料应赋予材料所要传播的主题一种美好、生动的感觉,将主题所蕴含的益处或者魅力一起表现出来。

由此可见,创意性设计需要精心的构思,才能有效地表现传播材料的主题、意境和风格。构思的基础来自于对前期各类评估材料的掌握与分析,来自于对国内外许多优秀健康传播作品的模仿与借鉴,还有来自于依靠团队力量"头脑风暴"出来的好主意、好点子,并运用创意性的思维方法按传播目标去整合这些信息,从而导致崭新创意的产生。

优秀的创意性设计一般具有以下三个特点。

(一) 关联性

健康传播材料创意的主题必须与受众密切相关,无论多么奇思妙想的创意,假如不能命中目标受众的"触点",不能让受众有切身的感受,那么就是一个糟糕的想法。为了让目标受众更容易理解材料中所传达议题的特征,有时需要为议题设定一个关联物,使其特征能够通过关联物更形象地表现出来。

(二) 原创性

创意必须具备创新性及独特性,这样才能有效吸引目标受众的关注。尤其是对于健康信息而言,传播材料的议题可能是他人已经重复述说过很多次的,若不能在创意上有所突破创新的话,受众对于这种老生常谈可能会不屑一顾。当然原创性并不是说一味地猎奇、怪异,也不是所有其他材料运用过的元素都不能再次使用,而是要在受众熟悉的元素中找寻出具有创新意义的组合。而且,往往是这种在受众熟悉的寻常元素中寻找出新的意义与关联的创意才更能够真正打动人心。

（三）冲击力

根据卷入度理论的精细加工可能性模型，人们对于自身卷入度高的事物，信息的中心加工路径会被激活，受众会从理性的角度严密地思考材料所提出的观念；而视觉刺激可以激活受众的边缘加工路径，更多从情感的角度影响受众的认知与态度。因此，健康传播材料的冲击力既包括观念上的震撼，也包括视觉上的冲击。形成冲击力并不是要求作品都像大制作电影一样，有时候一个巧妙的小构思也可能使观众会心一笑，从而产生长效影响力。

二、创意性设计的表达

创意性设计的表现方法有着广泛的空间可供自由想象与发挥。有效地运用恰当的创意表现方法不仅能强化材料所要表达的主题，还能使材料的表现题材得以充分的展示，并使受众的感知力度增强、感知兴趣提高、感知时间延长、感知深度增加，更使材料画面充满强烈的视觉冲击力，从而使人们在不经意的情况之下引起关注，加深对材料信息的理解、记忆并最终促进受众信念、行为的改变，达到传播的预期目的。

为了烘托画面气氛，更形象、生动地体现传播主题，则需要借助各种不同表达技巧。设计性创意的表达方法一般有以下几个方面。

（一）直观表达法

直观表达法是一种最常见的应用十分广泛的创意表达手法，如用来表现某疾病或健康行为的定义、特征等。即把要表达的主题直接放在画面主要位置中展示给受众，这可以使人一目了然，真实可信。它的表达手法主要是充分运用摄影写实表达能力，细致刻画和着力渲染主题的特性，使受众在接触材料画面的瞬间即能很快感受到这些特征，并对其产生注意和发生视觉兴趣，达到刺激其按照信息提示改变态度和行为的传播目的。

（二）对比表达法

世间事物一般都是相对立而存在的。对比是一种趋向于对立冲突的艺术美中的最主要表现形式,它把性质不同的要素放在一起相互比较,给视觉比较的感受。任何艺术创作都需要对比。

在传播材料的创意性设计中把所描绘的事物特征和特性放在鲜明的对照和直接对比中来表现,"好"与"不好"相比较后得出结论,"不好"反衬于"好"。所以,对比也可称作衬托。从而给受众以深刻而理性的心理感受和强烈的视觉冲击力。

对比的因素有很多,如色彩对比、形状对比、大小对比、数量对比、新旧对比、感觉对比等。在健康传播材料创意设计中对比的最终目的是强调信息重点,强调某疾病或者健康问题的风险、某健康行为的益处,并形成有效的趣味中心,使受众信服。因此,能加深受众对传播信息的记忆。使用对比法要注意其内容的科学性和准确性,不能过度夸张。

(三) 联想表达法

联想是由某一具体事物诱发使人产生的想象过程,或将一事物的某一点与另一事物的相似点或相反点自然联系起来的一种思维过程。设计中的这种想象应具有积极的意义,它可以使创意主题得到发挥、升华,这也就是设计者所追求的。

在设计创意中,我们也常利用一种事物感受的视觉形象去唤起对另一种事物感受的联想,也可以把不同事物的形态进行嫁接,产生一个崭新的事物形态,给受众带来新的感受。联想的方法有多种,如下。

(1) 形与形的联想:事物的形状或结构的相似性引发的联想。在自然界中,有很多物体形态虽然具有截然不同的属性或者代表不同的事物,但是它们的外形形态却有着相同或相似之处。如:地球、汽车轮子、人的头型、苹果等形态都具有圆形的要素,这就构成了形态的相似性和共性,这也是一种大自然的现象和客观事实。

(2) 事与事的联想:由两个事物之间的必然联系和邻近关系而引发的联想。人们常用一件事去比喻另一件事,或用一种情况去说明另一种情况,甚至用事物坏的一面去证明事物好的一面,反之亦然。如人们常将医生维护人民的健康比喻成天使下凡守护普罗大众,于是"白衣天使"就成了医务工作者的代名词。这类联想方式在创意设计中比较多见,可用于诱发的视觉形象也很多,更可以通过视觉形象的情感来打动受众。

(3)意与形的联想:视觉对一切有形的物体都是有感的。意与形是一种"同构关系"。从设计角度来说,有形必有意。反之,有意必有形。在创意性设计中出现的图形,多数具有明确的内涵,以意生形、以形达意,并选择准确的、有说服力的形象和形象组织关系来成功地完成信息的准确传递。

(4)环境与事件等之间的联想:在现实生活中,很多不同环境、不同事件、不同情景的发生都或多或少有一些相近的原因,因此发现它们的连带关系是联想的前提。这一类事件的联想空间非常大,甚至可以在不同物种间进行跨越性联想,也可以相互间转换。如在宣传疫苗接种时,可赋予疫苗人性的表现,产生某种拟人化的、具有幽默感的情景关系,来寓意和表达疫苗对抗细菌或者病毒的情景。

(四)比喻表达法

比喻是指在设计过程中选择两个在本质上各不相同,而在某些方面又有相似性的事物,是借用此事物来比喻彼事物本质的方法。设计师找到二者之间的共通之处,使观众对该事物产生不同于以往的认知。常用浅显、具体、生动的事物来代替抽象和难以理解的事物。比喻又分为:明喻、暗喻、借喻。

(1)明喻,就是本体和喻体一起出现,一件事物"似"另一事物的关系。如:视力完好的眼睛像窗一样透亮,通过完好的窗口,能看到更高更广的世界,这是一种"明喻"。

(2)暗喻,是将对于本体的表述,在逻辑和感情意义上化作喻体,而本体本身并不出现。

(3)借喻,就是只出现喻体而本体不出现,借喻的基础是建立在两个意义所反映的现实现象之间的某种相似性联系。

(五)夸张变形表达法

在创意表达中对所传播事物特征的某个方面进行明显的过分夸大,以加深和扩大对这些特征的认识。夸张是人们在创意设计中常见的一种手法,其构思运用丰富的想象，扩大事物的实质，加强受众对所传播事物的感知效果。按其表现特点可分为形态夸张和神情夸张。前者为表象性处理，有整体夸张、局部夸张、头饰夸张等。后者则为较为含蓄的情态处理，有新奇而富有变幻的情趣，以求达到深刻而富有哲理地揭示传播主题的目的。而变形表达是以改变事物的基本形象、固有特征或局部特征，是在夸张的基础上有意识地对自然原型在某种程度上加以改变，使其偏离正常的标准比例、结构性质等。变形是夸张的需要，同时也是设计主题和创意要求的结果。

（六）拟人与幽默表达法

拟人是将所有的表达对象，如细菌、病毒、维生素等赋予人格。在创意表达中运用拟人化的表达手段很多，可采用漫画、摄影、绘画、电脑等表达形式，并借助人们日常生活中所熟悉的趣事、童话、神话故事和民间故事等素材来形成幽默诙谐和富有情趣的传播画面。在进行拟人化处理时，要注意形象的通俗性、愉悦性，以创造出生动可爱、幽默风趣的形象来传达某种观念。

以上介绍了 6 种创意设计的表达手段，此外，还有多种表达手段的构思。创意构思有着广阔的空间可供自由想象。构思是一种富有创造性的脑力劳动，但有一些卓有成效的表达手法是可以借鉴的。因此，传播材料的创作固然需要艺术修养，但并不是一个纯艺术问题，而是具体体现传播目标的一个重要环节。

三、健康传播材料创意的主要表达途径

（一）语言文字

语言文字因其使用上的便捷性、负载信息的无限性和表达意义的准确性，是创意表达的主要途径之一。如：全民健康生活方式膳食行动倡导的慢病防控中相关减盐、减油、减糖、健康口腔、健康体重、健康骨骼的内容，凝结成"三减三健"的口号；为有效预防近视的发生和发展倡导每天 2 小时户外活动，发展了"'目'浴阳光"近视防控科普品牌。这些案例均文字通俗、易懂、语言简洁凝练，好传播又易记。

（二）图形

图形是为表达某一创意而设计出来的画面或形态，其所利用的创作元素是多种多样的，可以是铅笔随意勾画的线条，可以是电脑软件精心的建模渲染，可以是照片打散重构，也可以是用黏土塑造出来一个独具意味的形体再以相机拍摄而来的。

（三）影像

影像主要指动态图像，它可以是利用摄像设备记录下来的真实存在的事物，也可以是利用计算机软件生成的动画影片、游戏视频等。影像是由视、听两个基本元素构成的综合艺术，它是一种基于时间的艺术。影像把客观景物转变成可视的动态图像，升华为具有审美价值的艺术形象，使用的艺术表现手段主要有光线、色彩、运动镜头和画面构图等。

第二节　基于受众心理的健康传播材料设计与表达

健康传播材料受众即健康传播材料的诉求对象，指的是健康传播材料信息传播的接收者。健康传播材料根据其健康传播材料目标的要求来确定某项健康传播材料活动特定的诉求对象，也就是目标受众。受众对信息的接受并不是消极被动地"接受"，而是有着特定的心理需求和接受过程，按照自己的兴趣去寻求以满足自己的需要。这对于健康传播材料创意设计细分目标群体，把握目标群体心理特点有着重要的价值和启发。

一、传播中的受众心理

（一）健康传播的受众心理特点

在健康传播过程中，受众主要具有以下心理特点。

1. 认知心理

为减少或消除不确定性，从而更好地生存和发展而产生的求知欲，并希望对所获得的信息进行验证。如一名初次确诊为糖尿病的患者会对与糖尿病有关的知识产生强烈的求知欲望。

2. 猎奇心理（喜新心理）

人们总是乐于接受反常的、新奇的、罕见的信息，以期获得更大的信息量。如糖尿病患者知道需要终生服药，但对不用吃药治愈糖尿病的方法（实际上是不存在的）仍然十分感兴趣，这为虚假宣传创造了条件。

3. 遵从性心理（从众心理）

人们总是渴望被自己所在的群体接纳、肯定，避免被抛弃和否定。常见的遵从行为包括：①模仿群体中大多数人的行为和表现；②听从群体中的他人的指令或要求；③对不符合群体规范的行为和表现进行拒斥或否定。

4. 表现心理

希望在群体中显示自己优势的一种欲望，目的是希望自己得到群体的肯定或奖励。

5. 转移心理

指一个人对自己无能为力、无法实现的欲望或不存在的经历，通过对信息内容的角度置换，达成心理的满足。如一名减肥失败的肥胖者会认为自己"天生就是个胖子"，从而抵消挫败感带来的心理上的不安。

6. 对抗心理（逆反心理）

当一个人的观念、意见和需求与周围环境严重不一致的时候，就会产生对抗的心理状态，表现为对信息的回避、拒斥、怀疑和曲解。如尽管吸烟者知道吸烟的危害，但为了求得心理上的平衡，会认为这种危害不一定发生在自己身上，或认为也有人吸烟很多年没出现什么健康问题。

7. 审美心理

人们普遍存在审美的需要。俗话说，爱美之心人皆有之。正是对美的向往影响了人们的行为改变。人们并不总是理性的，也并不总是渴望获取知识，人们常常被美好的形式、动人的情节和婉约的故事所打动，而往往对枯燥的科学知识呵欠连天。我们总是致力于让人们懂得肥胖会引起高血压、糖尿病等科学的道理后开始减肥、保持健康体重，但即使费了九牛二虎之力，肥胖者仍然无动于衷。如果我们强调肥胖影响社交形象，激发人们对身材健美的向往，反而会成为人们开始减肥的强大动力。健康传播不是给人们灌输冷冰冰的健康知识,而是激发人们对健康的追求。只注重传播科学知识,往往会事与愿违,难以达到预期效果。

(二) 受众的心理诉求

诉求是指人们的心理期望、情感寄托或价值倾向性。每个人都有自己的诉求,人生的不同阶段也有不同的诉求,处在不同境遇下的人也有自己独特的诉求。常见的诉求如下。

1. 比较诉求

比较是人们的常见诉求。为了提高信息和传播活动的说服力,人们往往进行自身纵向的比较和横向的比较。比如人们在坚持一段时间的科学运动之后,身体健康状况与运动前相比明显好转,就是在进行自身纵向比较。一些人在坚持运动后的身体状况明显比其他同龄人要好,这是在进行横向比较。通过两方面的比较,人们很容易做出运动能够改善身体健康的结论。

2. 恐惧诉求

人们对神秘、未知、不可控,并有可能带来严重伤害的人或事物存在天然的敬畏和恐惧心理。趋利避害的防御心理和防御行为是人的本能。人们在面对恐惧时,会有天然的逃避心理。利用人们的恐惧心理,可以通过让人们因为害怕而改变态度或行为。健康信念模式就是利用这样的原理而改变人们的态度和行为的理论模式。

3. 两面论证

任何人和事物都有优势和缺点两个方面,同时提供正反两方面的真实情况,让人们自己做出判断,可有效提高信息和传播活动的说服力。如在规劝人们戒烟时,只强调烟草的严重危害,而不承认吸烟带给吸烟者心理上的放松感、人际沟通的有利性等"收益",很容易让吸烟者产生信息内容不客观,从而产生逆反心理。

4. 情感诉求

人们普遍存在情感的需要,如果能够把传播的观念与爱国情感、亲情、爱情等情感联系起来,会显著提高信息的说服力。传统的健康传播活动习惯利用人们的理性诉求,通过真实、准确、公正地传达健康议题的客观情况,使受众经过概念、判断、推理等思维过程，理智地作出决定。而情感诉求是通过调动观众内心或悲伤或感动或震惊的情感，达到健康传播的目的。情感性传播活动又包括正面情感唤起和负面情感唤起两种情况。幸福、感动、愉快等情感，以关爱、尊重的情感激起人们对健康问题的关注，属于正面情感唤起，常常用于健康理念和健康行为的倡导。而恐惧、悲伤属于负面情感，主要是为了通过唤起人们对某种疾病严重性、易感性威胁的认识，从而改变自己的态度和行为。负面情感诉求主要用于吸烟、酒后驾车、艾滋病、吸毒等的健康传播。在说服人们戒烟时，激发吸烟者的亲情诉求，把戒烟作为对家庭的一种责任，有利于提高规劝活动的说服力。

5. 以偏概全

大多数人不具备概率论知识，习惯通过自己的感觉器官对事物作出主观判断，经常出现以偏概全的现象。如一些吸烟的人坚称，某某吸了一辈子烟，能活到 100 多岁；而某某一支烟也没抽过，却只活了 50 岁，等等。利用人们以偏概全的心理，可以提高信息的说服力，如某某口味重，经常吃过咸的食物，最后得了高血压，为了你的健康，一定要少吃盐。

6. 免疫

美国社会心理学家威廉·麦奎尔（William. McGuire）发现，当人们持有的态度或观念受到较弱的反驳或较小挑战时，会对这种反驳或挑战产生心理"免疫力"，原来的态度或观念没有发生改变，在受到其他类似或较强的反对或挑战时，就不容易发生改变。如人们在形成规律的身体活动习惯后，尝到了运动带来的好处，如果此时告诉他有可能因为坚持运动而影响正常的社交时间，也很难使其放弃运动习惯。

7. 求同

人们习惯对自己喜爱、崇拜、敬仰的人的行为模式存在模仿和遵从心理。

（三）健康传播材料创意设计与受众心理的关系

1. 健康传播材料的创意设计应与受众的心理诉求契合

一方面，受众在观看一则健康传播材料时，内心有一种按照自己已有价值观与审美观等固有欣赏模式接受作品的内在欲望和期待，对作品传达信息起着选择作用。如果这则健康传播材料的情节内容、要素运用与他的内向期待完全一致,就会使受众的心理诉求得到满足。受众的知觉与健康传播材料作品理念相契合,不但易于观众理解公益理念和把握欣赏对象,还能使受众心理产生一种满足和成就感。这种情况下,健康传播材料的传达才会合乎受众审美取向,第一时间能被受众关注。另一方面,呈现受众视界中的健康传播材料,其创意设计还应在情感上符合受众期待。伴随着受众的生活阅历、知识经验、生理和心理等主观条件和社会时代、接受环境等客观条件的变化,受众都渴望看到"新颖、变化、异样"的内容情节或形式。纵观许多优秀的健康传播材料创意,博取受众的关注无一不是以情感共鸣作为突破点。

而那些枯燥乏味的情节和诉求点,不利于健康理念的传播和接受。健康传播材料必须综合运用线条、色彩、影调、音乐、音响等要素艺术化地去表达作品的内容和情感,才能引起受众的注意。

2. 健康传播材料的创意设计应符合受众心理联想的认可

受众关注到健康传播材料作品是其心理接受过程的初级阶段,而对其继续观赏,并开展想象和情感活动参与到作品中起决定作用的是健康传播材料的创意设计表达是否得到受众的心理认可。因此,坚持受众心理认可的原则是健康传播材料创意设计的关键。具体表现为受众联想活动的"认可"和受众情感活动的"认可"。一方面,受众欣赏优秀的健康传播材料,在接收到健康传播材料创意设计提供的语言、文字、图像等要素后,首先根据自身经验进行联想,在头脑中形成自己惯常的概念或形象。优秀的健康传播材料创意设计运用联想元素实现受众与健康传播材料作品的心理认可,通过信息提供或其他暗示手段对受众经验想象力的发挥引导,传达健康理念。另一方面,情感活动作为艺术审美最活跃的因素,对于健康传播材料来讲,它既是诱导受众产生接受心理,又推动接受心理贯穿审美接受活动的全过程。想象与联想首先发生,才能调动受众情感。而情感浓郁才可充分拓展想象的范围,两者互相促进,共同促成健康传播材料获得受众的心理认可。因此,优秀的健康传播材料创意设计要充分研究并调动受众的想象和情感。此外,健康传播材料审美接受最终的效果还与受众的理解能力、感悟力有关,不仅决定着受众理解健康传播材料传达理念的正或误,而且影响到受众的理解深度。当然,对健康传播材料深度理解不仅受制于主体的主观理解能力,更根本地还受到健康传播材料所传达健康理念"深度"的影响,与创作者本身是否高度具备医学知识与素养、是否对所要反映的问题有深刻的见解密切相关。

3. 健康传播材料创意设计应着眼于对受众心理行为发挥正面影响

对健康传播材料表达效果考量的关键因素是健康传播材料诉求效果的达成。除了社会效果外,健康传播材料心理效果被作为最核心、最能反映出健康传播材料传播效果的关键。健康传播材料的心理效果是通过健康传播材料对受众的认知心理过程产生影响而实现,而受众对此产生的态度也千差万别。因此,健康传播材料创意设计要以影响受众态度的改变作为必要原则。从整个健康传播材料的流程来看,健康传播材料创意设计的形态、色彩、文字等要素在受众心理与受众态度行为之间充当着桥梁作用,想最终达到信息传达或引导受众态度和行为改变的目的,健康传播材料既要考虑受众态度,又要以影响受众态度为归宿。而优秀的健康传播材料创意设计表达的各种视知觉和听觉因素等都是以受众为中心进行创作的。此外,健康传播材料在传播的过程中与受众之间存在着彼此互动。受众在欣赏健康传播材料的同时,也在促进健康传播材料朝着他们期待的方向不断改变和发展。而在健康传播材料发展的过程中,受众的审美水平不断地改变和提高。若要更好地影响受众态度,健康传播材料创意设计需与时俱进,以便对受众实施更加有效的影响。既要考虑如何适应受众的兴趣爱好,满足其心理需求;又要在适应他们兴趣的基础上,努力去激发和培养他们新的兴趣和爱好,影响其态度、观点和行为方式,从而使健康传播材料创意设计与受众持续产生良性互动。

4. 健康传播材料创意设计过程应体现受众的导向意识

健康传播材料创意设计最基本的功能就是传播信息,而信息如何能够达到最完美的传播效果,不仅需要设计者有独到的创意思维,更需要恰如其分地设计表达。鉴于健康传播材料题材的选取较为严肃,其现实性和社会性往往会对健康传播材料创意设计的发挥造成一定的局限。要想避免直白的说教,以创意的展现形式引导受众态度和行为转变,就要尊重健康传播材料的创意设计一般思路,找准传播切入点。

(1) 主题提炼要注重受众的个体差异,引导受众参与:

1) 提炼选择主题应首先对目标受众细分和确定:健康传播材料目标受众的细分和选择应根据出现问题的群体成员数占全社会成员数的大概比例进行。当某材料所反映的问题超过50％源自某个群体时,那么这个群体就应该作为健康传播材料的主要目标受众。

2) 提炼选择主题应深入受众生活进行细致入微的观察和感受:健康传播材料的主题表达素材可以从受众生活中选取一些常见的典型案例,用艺术的表达将之升华到作品的形式,引起受众情感上的共鸣,避免空洞的口号般的主题,注重挖掘健康传播材料主题的思想性和深刻内涵,达到健康教育的作用。同时,创作者要针对时代和区域特征的差异进行主题选择提炼,不同地区的健康问题是不同的,时代变迁也使一些问题已经得到解决或不再是主要矛盾,与受众生活的密切度很低的主题就暂时不需要大量宣传。

3) 提炼选择主题应权衡受众的广泛性与目标受众的针对性:一般来说一个健康传播材料作品只反映同一个主题。一则公益健康传播材料不可能在有限的时空内有效传达多个主题。健康传播材料主题必须针对一部分主要的目标受众选择表达主题,所以健康传播材料必须主题明确,具有很强的针对性。健康传播材料定位要解决向谁传播健康的问题,针对主要诉求对象来选择健康传播材料主题才能引导受众参与互动,否则就很难达到良好的传播效果。

(2) 创意构思要注重受众的生活体验,激发受众共鸣。在进行健康传播材料创意表达时,首先做到创意诉求点要具有倡导性,注重从受众生活体验角度进行反映,才能引起人们深层次的思考。其次是满足受众的接受需要,实现健康传播材料价值。

1) 根据目标受众所处的政治、经济、文化环境来确定健康传播材料作品的诉求点:诉求点要单一、准确,能够在受众接触的瞬间就能传达健康传播材料的主旨。诉求应该符合该时代的价值观、受众兴趣热点和社会文化。健康传播材料的创意就要力求满足当代人的审美需求、追求当代人的审美理想、符合当代人的审美趣味。健康传播材料主题的创意表达需要考虑受众的文化特征,如民族、文化、经济发展不平衡等差异下造成的接受心理差异等。由于发达城市的生活节奏快,受众无暇接受冗余信息,那些需要精心思考才得到结果的健康传播材料创意表达方式将很难达到预期的效果。

2) 按照目标受众惯常的思维方式,灵活运用理性诉求与感性诉求:在进行作品构思表达时,注意选取素材与健康传播材料主题的关联性。将丰富的人类情感植入健康传播材料中,以细腻的情感交流实现与受众的心灵共鸣,获取受众的认可和接受。优秀的健康传播材料创意遵循受众的生活规律,利用现实生活中常见的元素和事例进行启发,从细节入手的创意表达触及受众的心灵,既让受众身临其境,又能激起受众好奇心进而引发情感上的认同和思考,从而产生劝服效果。

3) 设计编排要注重受众的艺术审美,超越受众期待:在完成创意表达之后,就进入了健康传播材料创意设计的最后一个环节,就是对健康传播材料创意的各种元素通过多种形式的设计编排进行展现。健康传播材料创意设计做到受众想看、爱看、口碑相传,既要创作者有创意思路,也需要设计者的设计编排。在健康传播材料设计界有这样一种说法:好的创意加上好的设计,可以出一个成功的健康传播材料;平庸的创意加上好的设计,也可以约等于一个好健康传播材料;只有平庸的创意加上平庸的设计才等于平庸的健康传播材料。

版面要注重对受众的审美感知:版面中文字、图形、色彩等各要素的面积分配及布局应遵循对立统一的辩证原则,避免不必要的视觉冲突,以免影响作品的视觉效果。一般来看,重要的健康传播材料信息内容应该分配较大面积或较重要的位置以利于视觉传达。但是视觉表达形式是多种多样的,比如设计中运用夸张对比的表达方法对画面上的重心与主体形象以极小的面积作处理,也同样符合受众的视觉心理。

图形要注重对受众的视觉引导:对图形的运用不仅要符合健康传播材料的诉求内容,而且要符合受众的视觉心理。同时,图形设计还应遵循阅读最省力的原则,提高被关注的力度,使受众的健康传播材料印象明确而又深刻。健康传播材料的目标受众是社会大众,健康传播材料图形选择要有代表性,是大众熟知的文化图形。另外针对细分受众,其图形的提取应选择该人群司空见惯的事物进行设计,如儿童题材健康传播材料的图形多应选择具有童真、童趣的事物进行设计编排。

文字要注重对受众的信息传达:健康传播材料设计以受众情感为诉求中心,具有格调美、委婉含蓄、让人回味,文字表达应简洁明晰,可适当采用修辞手法增添语言的活力。同时,文字的字形特点在视觉上给人以美的感受,所以文字设计应该做到良好的识别性与可读性,在确保信息传达准确、完整的前提下,适当运用字体变形、变色、字中插图、字中有字、面积对比、庄重与活泼的对比、刚与柔的对比等表现方法对文字进行自由变化。另外,单个的汉字、字的数量和面积、字组的排列形式等都会直接影响到字体的形式美感,进而影响到整个版面的视觉效果。现代健康传播材料设计中,图文互动、文字的设计日益多元化、艺术化,健康传播材料的字体设计在表达上也要不断进行突破创新,找出文字与文字之间、文字与图形之间、文字与色彩之间各种各样的联系作为视觉表达上的突破点。

色彩要注重对受众的视觉冲击:由于年龄、性别、爱好、文化层次差异形成对色彩的审美差异,使不同受众对色彩具有不同的视觉感受。不同色彩或色调与受众的经验相结合,使之容易对相关的事物产生不同的心理联想,色调的情感象征能够引起受众情感上的愉悦。不同色彩或色调与受众的经验相结合,使之容易对健康传播材料中表达的相关事物产生联想,引起受众情感上的愉悦和共鸣。随着生活水平和审美意识的提高,受众对色彩的要求也逐渐提高,可以利用色调的反差把握色调的感情色彩。此外,健康传播材料的色彩设计,还应当注重与图像、版式、文字等视觉要素协调使用。

第三节　健康传播材料设计的评估

健康传播材料设计的评估可从多个角度进行分类,包括主客观角度、理论分析角度等。

一、健康传播材料设计评估的分类

从主客观角度划分,健康传播材料设计评估可分为主观评价方法和客观评价方法两类。主观评价方法主要是运用健康传播材料营销理论,通过设计调查问卷及评价指标,对健康传播材料设计的效果进行评价。此类评价方法主要是在健康传播材料发放后针对健康传播材料所产生的效果进行调查,进而评价健康传播材料是否达到发布者设定的预期,为下次设计健康传播材料目标提供重要依据。客观评价方法是借用眼动仪等辅助设备,记录实验者对健康传播材料兴趣区域的注视次数及注视频率,分析各个健康传播材料兴趣区域对受众的吸引程度。此类方法主要是在材料发放前针对健康传播材料设计内容进行预实验,进而评价健康传播材料是否满足健康传播材料发布者的需求,有助于提高健康传播材料的有效性,同时减少成本浪费,使得健康传播材料在实际发放中达到更好的效果。

按理论分析的角度划分,健康传播材料设计评估方法可分为两类:形式评价和视觉要素评价。形式评价是人们在审美方面基本相通的一种共识,是人们长期生产生活过程中积累而成的。视觉要素评价将平面健康传播材料要素分为图形、文案、色彩,通过测量多种心理效应,考查受众最先注视区域及视线转移后的区域。

二、健康传播材料设计效果评价的具体方法

(一)形式评价

在日常生活中,由于人们的社会阶层、文化程度、生活习惯、价值观念等不同,使每人都拥有各自不同的审美观念。然而就外观形式而言,人们的审美观存在一种默契的共识,这种共识依据的是客观的美的形式法则,是人们长期生产生活过程中积累而成的,也称形式美法则。在大多数视觉认知体系中,垂直线能使人联想到笔直的大树、矗立的高楼、高耸入云的山峦等,因此垂直线给人上升、雄伟、威严等视觉感观;而水平线则能使人联想到海岸线、广袤无垠的草原、平静的湖泊等,因此水平线给人辽阔、轻缓、安静等感觉。如果能适当地将形式美法则运用到平面健康传播材料设计中,不仅可使得传播材料更具艺术性,还可在视觉方面获得人们的认可,提高健康传播材料设计效果,下面介绍几种形式美的标准。

(1)和谐:广义定义为在视觉感观上,两种及以上的视觉要素或各个区域给人一种整体协调的感观。狭义定义是指视觉要素之间统一与对比的关系不是杂乱无序的。单调的色素或单一的线条不存在统一与对比,不能称之为和谐,视觉要素之间给人谐调甚至相似的感观,才能称为和谐。比如若干形状相似的图形、一组排列有序的图案、一幅颜色搭配合理的图像等。

(2) 均衡:并非指的是在平面结构上力矩的平衡,而是视觉场景中事物的大小、颜色及其他视觉要素传递给视觉认知系统的平衡感。图像中一般以视觉中心为支点,各视觉要素以支点为中心实现视觉感知上的平衡。其中,比例是区域间或区域与全局间的数量关系,是精确详细的比例概念。人们在长期的生产生活过程中以自身尺度作为参考度量,结合比例关系及自身活动的便巧性,逐渐归纳出各种实用的尺度标准。例如全世界公认的黄金分割比1:1.617,而此例恰好是人眼视域的高宽比,因此黄金分割化成为至今为止最美的比例。

(3) 视觉重心:人们的视觉注意焦点与象限及视觉要素的视觉吸引力有关。一开始接触视觉场景时,注意焦点常常由图像的左上角迅速转移至左下角,再通过图像中部经图像右下角转移至右上角,最后落定在图像中最具视觉吸引力的视觉焦点上,这个焦点称为视觉的重心。图像轮廓的变化、颜色或视觉刺激区域分布等都会影响视觉重心,因此视觉重心的分配在平面健康传播材料设计中尤为重要。在平面健康传播材料设计中,应该在视觉重心附近分配所要表达的主题或信息。

(4) 心理效应:健康传播材料图像通过视觉要素传递视觉潜在信息,进而使受众产生联想,最终达到健康传播材料预期的意境。联想会使人们由一类事物延伸到另一类事物上。比如:在颜色方面,红色会给人一种激情、欢乐的感觉;绿色会给人平静、生机、春意等感觉。在平面健康传播材料设计中,常通过设计特定的视觉要素或形象,通过视觉信息刺激对受众产生心理效应,进而加深受众对健康传播材料的理解。

在接收外界视觉信息时,人眼视觉认知系统与大脑共同运作,将某事物或视觉形象中各单一组成部分重新排列组合,生成一个更易于处理认知的整体,而并非在一开始就对各个单一的组成部分进行区分。在单一视觉场景或单一参照系内,人眼视觉感知系统只能处理少数几个独立的整体区域。如果某个视觉场景包含过多独立单位,视觉认知系统就会自动将其简化并重组,使之成为更易于视觉处理的整体。如无法完成这一处理,视觉认知系统会默认此场景处于杂乱无章的状态,最终无法正确处理并认知。由此可见,人眼视觉认知系统与大脑的运作是一个不断组织、简化、统一的过程,正是由于这一过程,视觉系统才能自动生成易于视觉处理的整体单元,从而保证了视觉认知系统的效率。

(二) 视觉要素评价

健康传播材料的主要作用就是通过其中的视觉要素给受众传递健康信息,这也是健康传播材料设计评估的重点。健康传播材料设计评估涉及健康传播材料从设计到发放的各个阶段,每个阶段参考的评价方法也不尽相同,其中健康传播材料目标效果评价是所有传播者们不可忽略的评价手段之一,因为它能直接反映出健康传播材料对受众产生的心理效应,进而判定健康传播材料设计效果是否达到预期。近年来,研究者们也将心理学理论及其研究方法与健康传播材料设计评价相结合,通过测量并分析受众的多种心理效应,进而评定健康传播材料设计内容对受众产生的影响。心理效应评价的方法包括视觉认知评价、视向心理测评等。其中视觉认知评价可通过受试者回忆或再认知的方式,对健康传播材料的视觉要素进行记忆测评,或运用小组访谈进行意见测评等。

视向心理测评属于视觉反应测评的一种,主要考察受众最先关注的视觉要素区域及关注最多的视觉要素区域。若受众对某视觉要素区域的注视时间长,注视次数多,瞳孔直径大,表明受众从该区域获取了大量视觉信息,属于受众的感兴趣区域,进而可判断健康传播材料预表达信息能否正确传达,健康传播材料的预期效果能否实现。因此,眼动仪设备常被应用于视向心理测评中,通过记录并统计受众的眼动轨迹,研究者们可分析受众在观看过程中产生的注视区域及其时间、眼跳、瞳孔大小等数据。研究表明,人们趋向于注视图像的中心区域,且注视区域的横向范围大于纵向范围;不同象限的注视区域在一定程度上会对注视时间造成影响;除此之外,图像的感兴趣区域吸引了大量的视觉注视点,通常这些区域包含了大量的视觉信息。

人们在同一视觉场景中观看各种图形或颜色时,其眼动轨迹在时间序列和空间序列遵循一定的规律。例如,三角形和黄色较之其他图形和颜色更具视觉吸引力,图像的上半部分区域产生的首个注视点概率最大,落入其中的注视次数也最多。在3种眼动基本形式(注视、眼跳和追随运动)中,人眼视觉系统只有在注视阶段才能从图像中获取有用的视觉信息。因此,健康传播材料图像的首个注视位置往往会决定受众对健康传播材料的第一印象,进而影响健康传播材料的传播效果。大部分受众在接触到健康传播材料图像时通常都是先观看其中的图画部分,然后才是文字部分。健康传播材料对受众产生的心理效应也会受到其他因素的影响,例如信息传达的方式方法、语义的熟知度以及语法的复杂度等。

从视觉要素评价理论出发,健康传播材料正是通过文字或颜色等视觉元素传达健康信息,并以此向目标受众传达传播者的诉求点。视觉要素可分为语言文字部分和非语言文字部分。语言文字部分包括标题、正文及传播机构等;非语言文字部分包括健康信息图示及其他衬托元素等。其中构成平面健康传播材料的三大视觉要素为:图形、文案、颜色。

在健康传播材料设计过程中,要根据不同的诉求需要,决定强调语言文字还是非语言文字构成要素。当健康信息偏重于实际健康技能时,就要加强非语言文字的视觉冲击力,使健康传播材料及其内容在受众情感上能产生正确的联想;而当健康信息比较注重健康知识理念时,就要加强健康传播材料语言文字部分的表现力。

下面介绍几类常见的健康传播材料视觉要素。

(1) 标志:主要分为健康信息和传播者形象两类,是体现健康信息或传播者独特性的主要符号。标志设计要求简单、纯粹,并具有强烈的视觉冲击力,能瞬间吸引受众的视觉注意,在受众心中留下深刻的印象。

(2) 标题:即健康传播材料的主题,应具有一定的视觉吸引力,能引起受众注意并引导受众观察健康传播材料其他重要视觉要素。

(3) 标语:主要用于配合健康传播材料标题,并加强印象。要求言简意赅,便于记忆,能反复使用,使之成为"文章标志"或"言语标志"。

(4) 颜色:主要用于增强健康传播材料的视觉冲击力。从健康传播材料的全局来看,可以合理运用颜色修饰上述视觉要素,塑造更为强烈的健康传播材料形象,加深受众的认知程度。

(5) 文案:是健康传播材料传递信息的重要要素之一。健康传播材料文案中的文字能更加直观地表达健康传播材料的宣传内容。设计健康传播材料文案时,要求在完成最好的表述基础上使用最少的言辞,以达到传递信息的需求,进而激发其健康信念,促成健康行为。

同时,健康传播材料设计通常需要利用各种衬托要素突出健康传播材料主题,提高健康传播材料的视觉吸引程度、理解度和记忆度。当然,衬托要素只能作为健康传播材料主题的修饰,不能比健康传播材料主题等他视觉要素更具视觉吸引力,否则会极大影响健康传播材料主要信息的有效表达。

参考文献

[1] 李思屈. 广告符号学[M]. 成都:四川大学出版壮,2004.

[2] 刘真. 广告心理效果测评的心理学实验方法研究[D]. 西安:陕西师范大学,2006.

[3] 何洁. 广告与视觉传达[M]. 北京:中国轻工业出版社,2001.

[4] 任宏丽,周武强. 浅析服装平面广告的艺术表现[J]. 美与时代,2009,(10):73 - 75.

[5] 田向阳. 健康传播学[M]. 北京:人民卫生出版社,2017.

[6] 萧冰,王茜. 公益广告的设计与视觉传播力[M]. 上海:上海交通大学出版社,2020.

[7] 肖宇. 基于视觉注意机制的广告设计客观评价方法研究[D]. 天津:天津工业大学,2017.

[8] 徐斌. 服装品牌形象创新研究[D]. 天津:天津工业大学,2002.

[9] 杨志慧. 论广告评析的几种常用工具[J]. 长沙航空职业技术学院学报,2002,2(1):57 - 60.

[10] 杨中芳. 广告的心理原理[M]. 北京:中国轻工业出版社,1999.

[11] 张国斌. 广告设计[M]. 合肥:合肥工业大学出版社,2009.

[12] 张丽. 以受众为中心的公益广告创意设计[D]. 徐州:江苏师范大学,2014.

[13] 赵恩芳. 现代广告文化学[M]. 济南:山东人民出版社,1998.

[14] 朱滢. 实验心理学[M]. 北京:北京大学出版社,2000.

[15] GRAHAM ID, BEARDALL S, CARTER AO, et al. Heart and mind in conflict: the interplay of affect and cognition in consumer decision making [J]. J Consum Res, 1999, 26(3):278 - 292.

[16] NUNNALLY J C, BEMSTEI H. Psyellometric theory [M]. New York: Springer Publishing Company, 1985:352 - 389.

[17] WAGGONER D. The beauty of life: William Morris and the art of design [J]. Antiques Collecting Magazine, 2005,9(3):530 - 535.

[18] WYER R S. Language and advertising effectiveness: mediating influences of comprehension and connitive elaboration [J]. Psychol Marketing, 2002,19(7 - 8):693 - 712.

第六章

健康传播材料的预试验与风险评估

第一节　概述

一、预试验的概念

预试验是健康传播材料制作过程中的一个重要步骤,是材料正式发布前,由专业人员在一定数量的目标受众中进行试验性使用,系统地收集目标受众对于该材料的反应,并根据反馈对材料内容和形式进行修改和完善的过程。

各种类型的健康传播材料都可以作为预试验的对象,比如海报、折页、小册子等平面材料,音像、视频等视听材料、实物材料,以及网页、微博、微信推文等新媒体材料。通过预试验,可以了解目标受众对于传播材料内容的理解度和接受度,为修订、完善材料提供反馈意见,从而保证材料制作的质量和效果。

二、预试验的评估内容

1. 吸引力

了解材料是否能够吸引目标人群的注意力、哪种展现形式(语言、颜色、图片)最可能产生最佳的传播效果等。

2. 理解度

评估材料是否清楚地传达了信息、阅读的难易程度,以及什么形式的展示更能清楚地传达关键概念。

3. 相关性

评估材料是否满足目标受众的需求,是否能使目标受众感到与自己存在的问题相关,符合实际。

4. 接受度

评估材料中包含的文化和语言是否适合受众,是否有敏感或有争议的元素。相关的行为建议是否易于付诸实施。

5. 说服力

了解材料的说服力如何,受众是否相信材料所传递的信息,对目标受众的态度形成和行为改变是否有一定的影响。

三、开展预试验的注意事项

(1)预试验的客观程度取决于设计和解释研究的人。成功的预试验也有可能会被材料制作过程中的失误抵消,不能绝对预测或保证受众知识、态度、信念及行为的改变,或是其他可测量的传播效果的出现。

(2)由于预试验的对象往往不是具有统计学意义的样本,预试验结果外推时需谨慎。例如在预试验中,100 个评估者中有 50 个不理解小册子的某些部分,这并不一定意味着 50% 的读者会看不懂这部分的内容。但这些预试验的受访者难以理解这部分内容,表明小册子可能需要修改,以提高其可理解性。预试验是具有参考意义的,而不是预测性的。

(3)预试验不能代替经验判断,但可以提供额外的信息来帮助指导合理的决策。不能因为预试验而忽略专家的审查。专家可以对材料的科学性、准确性进行把关,判断材料的文字、图片等所表示的意思是否与传递的科学信息相符等方面。

第二节　预试验的方法与程序

一、预试验的方法

传播材料预试验的方法有多种。大多数预试验可以通过在目标人群的典型代表中进行小范围的预调查，从而为修订、完善和确定健康传播材料提供反馈意见。根据传播材料的性质不同，需采用不同的预试验方法。预试验方法主要采用定性研究的快速评估方法，包括专题小组讨论、拦截调查、个人访谈、把关人调查等方法。一般来说，凡是适用于群体教育的印刷材料，如宣传画、画册、歌曲、广播稿等，都可以用专题小组访谈的形式。

（一）个体方法

1. 自填调查问卷

适用于印刷或视听材料的预试验，通过问卷收集个体对于传播材料的反应，一般需要 20 人或以上。调查前需要提前准备好调查问卷。如果通过电子邮件或网络调查的形式进行，需要提前了解调查对象的相关信息，确定问卷发放渠道。这种调查方法省时省力，实施便捷，但是往往应答率不高，不能控制受试者对材料的暴露程度，不适合文化水平低的对象。

2. 个人访谈

适用于印刷或视听材料的预试验，可以深入了解目标受众的态度和情感反应。一般同等类型的人至少需要访谈 10 人。访谈前需要提前准备好访谈提纲及培训调查人员，确定调查场地和时间等。个人访谈可以测试较复杂或较长的材料，多用于测试敏感性问题或带有感情色彩的材料，适用于文化水平低的个体，可以更充分地获取受试对象的反馈意见。但是，这种方法执行和分析起来比较费时，往往难以得出确切的结论或统一的意见。

3. 拦截调查

多用于印刷材料的预试验，可以在短时间内快速获得大量的信息资料，一般需要 100～200 人。调查前需要提前准备好调查问题、确定调查场所和拦截方式，以及培训调查人员等。一般选择在目标人群经常出现的地方，如商场、超市门口、医院候诊区、校园等，通过拦截过往行人的方法开展调查。这种调查方法可以实行较大样本量的调查，可以快速分析封闭式问题结果，从而为决策提供依据，但样本仅限于在场的人群，存在一定的偏性，同时不适用于敏感性问题的调查。

（二）群体方法

1. 专题小组讨论

应用广泛，用于收集目标受众的认识、观点、语言、兴趣或其他关心问题的资料。一般同一类型设置 2～3 组，每组 8～12 人。需要提前准备好访谈提纲，培训调查员，确定参加对象、调查场地和时间等。小组气氛有利于参加人员的信息交流，从而可以更深入地了解受众反应，一次可以同时进行多个话题，实施和分析起来比较快速。这种形式适合文化层次较高的人员。由于文化素养高的人往往更加自信，不易受到小组其他人员的影响，能够充分表达自己的意见和观点。

2. 电教资料观摩（剧场测试）

多用于视频、动画、音频等音像材料的预试验。因为调查时需要把大量的受试者集中在一个类似剧场的大房间里进行，所以又称为剧场测试，可以测试许多人对于视听材料的即刻反映，评估材料的吸引性、教育性、趣味性等。一般同一类型的人需要 50～100 人。调查前需要准备好材料小样、需要填写的问卷或表格，以及对播放设施设备进行调试等。剧场测试可以同时了解多个人的反应，分析快速，但这种方法不适用于开放性问题，不宜展开深入、充分的讨论，且租借场地和仪器的成本也较高。

二、预试验步骤

进行健康传播材料的预试验前需要制定预试验计划或方案，一般包括以下几点。

1. 明确目标受众

预试验对象是材料的预定受众。根据传播活动的目标和健康传播材料的使用人群确定预试验对象。也就是说,计划向什么人传播信息,预试验对象就从什么人群中选定。例如青少年近视防控的传播材料,预试验的受众也是青少年。给公众设计的材料,预试验对象的选定就比较广泛,但是要考虑到低文化水平的人群,一般低文化水平的受众能够接受的信息,文化水平相对高的人应该也没问题。

2. 选择合适方法

传播材料预试验的方法有很多种,具体选择取决于研究问题、材料的性质、目标受众,以及可用于预试验的时间和资源。通常采用定性研究的快速评估方法,包括焦点小组、深度访谈或一对一交谈等方法,也可以通过自填式问卷或者观察性研究进行。

3. 做好准备工作

预试验的准备工作包括试验人员的选择与培训、目标受众的招募、调查工具的设计、材料小样的准备等。

(1) 试验人员的选择与培训:预试验的结果与试验人员的工作水平和工作认真程度直接相关。因此,试验人员的选择和培训是预试验取得成功的关键。在正式进行预试验前,需要选择合适的试验人员,应尽可能选择具有一定经验的人员担任,并进行培训,帮助其了解预试验的目的和意义,提高调查水平和谈话技巧等。采用定性调查的预试验,培训的重点是访谈方法和规范,包括熟悉材料的种类、内容和形式,掌握访谈重点和访谈技巧,以及记录员如何做好访谈记录等。可以在培训中设置现场演练环节,模拟访谈过程,进一步提升调查人员的提问方法和技巧。如果采用问卷调查的形式,熟悉问卷内容、正确填写问卷、掌握提问技巧等也是培训的重要内容。

(2) 目标受众的招募:根据传播活动的目标和传播材料的使用人群来确定预试验对象,注意按照性别、年龄、文化水平等因素适当分配预试验对象的比例。某些情况下,需要明确预试验中包括和排除哪些对象,比如有时慢性病患者对疾病了解太多,则无法客观评估那些针对刚刚确诊患者设计的材料。预试验对象的数量要根据时间、经费、材料内容和使用范围(即在哪些地区、哪些人群中使用)来确定。

(3) 调查工具的设计:根据确定的预试验方法选择调查工具来获取目标受众的反馈,了解其对于传播材料相关内容的理解、接受程度。不同材料做预试验前都需要设计针对性的调查工具,可以是问卷或表格的形式,也可以是访谈提纲的形式。设计人员要熟悉预试验材料的种类、内容、形式等要素,并针对具体材料拟定题目。题目的设计必须围绕预试验目标,虽然不同项目的目标不同,但常见的评估内容都是围绕目标受众对于传播材料的理解度、吸引力、相关性、接受度和说服力等方面进行。需要注意的是,不管是什么类型的调查,都要对预试验的目的和意义进行说明,争取受试者的理解和配合。在设计调查工具的同时,也要准备好记录和汇总表格,以便及时记录和整理受众的反馈意见。访谈问题和记录表示例见表6-1、图6-1、图6-2。

表6-1　材料预试验问题举例

预试验目标	预试验问题(材料不仅限于小册子)
材料的可理解性	(1) 您觉得这份材料说的是什么意思? (2) 您觉得材料的内容容易理解吗? 哪一部分的意思不太明白?
材料的吸引力	(1) 材料符合您的阅读/观看习惯吗? 如果不符合,是哪里不符合? (2) 您认为这份材料有趣/无聊吗? 哪一部分有趣/无聊?
材料的相关性/实用性	(1) 您觉得这里面讲的内容跟您有关系吗? (2) 您觉得这里面讲的内容对您有用吗? 哪些您觉得没有用?
确定材料的说服力	(1) 您相信材料里所说的吗? (2) 您对哪些说法有怀疑? 为什么?
确定材料的接受度	(1) 您认为材料中的行为建议可行吗? (2) 您会按照材料中说的去做吗? 为什么?

开场白:欢迎参加受访对象,介绍自己和同伴,说明目的和要求(特别强调测试的目的是要听取意见,把材料修改得更好,更适合他们使用,而不是要听恭维话)。

1. 请您先看看这张画/图(如有文字,应先遮盖):
   - 您从这张画/图上面看到了什么?
   - 您能说说这张画(这个图)是什么意思吗?
   - 您认为画得怎么样?(提示人物形象、衣着、色彩、背景、其他辅助图画等)
   - 您喜欢这个图吗?
   - 有什么修改建议?

2.（依次针对所有图画全部按上面的提问方式和内容提问，并做详细记录。）

3. 再来看看上面的文字，您先看看这段文字（这句话）。

- 您看懂这句话是什么意思吗？
- 您认为这段文字容易懂吗？（如果不好懂，有哪个词不太好理解？这句话是想说明这么个意思……我刚才说的意思你能听懂吗？那你觉得要表达这个意思应该怎么写才比较容易懂?)

4.（依次针对每段文字同样提问，并做详细记录。）

5. 现在，把文字和图画放在一起（合起来看），您认为好理解些吗？为什么呢？

6. 图画能够帮助您理解文字内容吗？能说说为什么吗？

7. 图画和文字内容相配吗？

8. 您觉得文字摆放在什么位置上比较容易吸引您的视线（眼睛）？

9. 文字和图画的大小比例合适吗？文字和图画的颜色您有什么意见吗？

10. 标题对您有吸引力吗？

11. 您会按照上面所说的去做吗？能不能说说原因（为什么）？

12. 现在谈谈您对这份材料的总体感觉，总体上您喜欢这份材料吗？整体而言，如果满分为 10 分，您能够给这个材料多少分呢？

13. 这份材料还有哪里需要修改？应该怎样修改更好些？

图 6-1　图画为主的平面健康传播材料预试验个人访谈提纲参考模板

引自：田本淳,董蕾. 平面健康教育材料设计制作使用与评价[M].北京：北京大学医学出版社,2011.

材料类型：				材料名称：					
访谈时间：		访谈地点：		访谈者：		记录者：			

编号	性别	年龄	文化程度	文字		图画/背景		版式/形式	
				评价	修改建议	评价	修改建议	评价	修改建议

图 6-2　小组访谈记录表示例

（4）材料小样的准备：要根据小组或者试验人员的数量来准备预试验材料小样。在通过了专家咨询后，要对专家选定的 1～3 种传播材料小样进行预试验。印刷材料最好测试最终材料的完整版本，可以更准确地评估材料的整体性，包括文本、布局、字体、视觉效果等；音频和视频材料避免使用脚本测试，最好制作一个临时音频或视频，可以保证每个测试者都能听到或看到同样的材料；网站或交互式程序应足够完整，以保证测试者对其基本功能和实际进行评估。

（5）预试验时间、地点的确定：尽量给受试者创造有利的条件，安排受试者方便的时间、地点进行预试验，以便于受试者充分表达自己的观点和意见。可以结合材料发放使用的范围选择试验地点。如果材料是准备在全国发放使用，可以参照经济水平选择三个或三个以上的省份进行。给农村居民使用的材料就选择农村为预试验地点，给城市居民使用的材料就选择城市作为预试验地点。

4. 数据的分析和利用

按照预试验的计划在目标受众中进行材料预试验，收集相关的数据资料。完成预试验现场调查工作后，要及时将调查数据加以整理和汇总，并进行综合分析。对于某些大型项目的传播材料，预试验设计实施比较系统全面，受试者数量也比较多，在完成预试验现场调查和汇总后，往往还需要写出预试验的总结报告，根据材料的受众对象和传播目标要求来进行总结分析，向专家组或领导报告预试验的过程和结果，提出修改计划建议，听取专家和领导的意见。报告应包括以下几个部分。

（1）背景：预试验的目的和意义。

（2）对象和方法：目标受众的选择和数量、预试验方法、时间、地点。

（3）主要结果：恰当描述参与者的反应，描述组间出现的模式或观察到的显著差异，可适当引用参与者的话语。

（4）修改意见：总结预试验中得到的要点，提出材料修改建议。

（5）附录：包括使用的调查工具，如问卷、表格和访谈提纲等。

5. 修改健康传播材料

根据预试验的结果修改传播材料是提升材料质量和传播效果的重要环节。从预试验中获得受试者的意见后，设计人员要共同研究预试验的结果，并听取相关专家的意见，根据预试验的结果和专家的意见来修改材料。一般来说，目标受众的意见主要侧重于文字是否容易理解、表达形式是否喜欢、表达意图能否理解等；而专家的意见多着重于文字内容是否准确、科学，表达形式是否与传递信息相符合等方面。设计人员要尽量吸取采纳以上意见，综合分析后对传播材料进行修改，必要时重新测试并再次修改信息和材料，直到可以有效实现健康传播的目标。

三、影响预试验结果的因素

以下因素都会造成预试验结果偏离客观真实,影响预试验结果的真实性和有效性,在开展预试验时要加以考虑,尽量减少其他因素对预试验结果的影响。

1. 来自调查员的因素

没有根据预试验的要求选择目标受众、试验地点,时间安排不合理,预试验过程中提出导向性问题,都会影响预试验的效果和结果的真实性。调查员的选择和培训是预试验成功与否的关键,要尽量选择有经验的调查员,并提前进行培训。

2. 来自受试者的因素

如果受试者对于预试验的意义不太了解、不愿意参加或配合,或者自身文化水平较低没有充分表达对于材料的反馈意见,容易给试验者以假象,而影响结果的真实性。应详细阐述预试验的意义和目的,解除疑惑,争取受试者的理解和配合。用于文化层次较高群体的文字材料,可以先发给大家单独阅读,再组织小组讨论;而用于文化层次较低人群的印刷性材料,则应个别地进行预试验。

开展预试验旨在确保目标受众能理解已开发好的材料,并按照材料内容来采取行动。预试验的目的是帮助专业人员确定何种信息或材料能够被目标人群理解和接受,从而实现健康传播的目标。通过预试验获得的资料越多,就越说明存在的问题,预试验结果越真实反映目标人群的意愿,提供修改材料的依据就越可行。这样制作生产出来的传播材料在目标人群中才有效果,在传播活动中才会达到预期的效果。

第三节　健康传播材料的风险评估

信息生成与传播过程包括需求评估、信息生成、预试验、风险评估、信息传播和效果评价等环节。在信息正式发布之前,应当对信息进行风险评估,以确保发布信息后,不与法律法规、社会规范、伦理道德、权威信息冲突,不因信息表达不够科学准确或有歧义，引起社会混乱和公众恐慌或对公众造成健康伤害。根据工作实际，在专家审核及预试验阶段，可开展健康传播材料的风险评估，同时，在信息发布之前可再组织相关专家进行论证确认。

风险一般指各种危险因素产生危害的可能性及其严重程度的综合度量，经济学家弗兰克·奈特(Frank Knight)给风险下的定义为：某种事件造成破坏或伤害的可能性或概率，用公式表示为：风险(R)＝伤害的程度(H)×发生的可能性(P)。WHO将风险定义为：负面效应出现的概率或者导致负面效应的某一因素。

风险评估是针对风险开展的一系列定性的描述或定量的测量，是对风险因素的深化认识，为风险管理决策奠定基础，对制定风险应对策略及措施发挥着至关重要的作用。

一、科学性风险

健康传播材料在撰写过程中不可避免地会提出一些科学问题，并引用一些前人的研究论文和结论，但科学的发展是一个螺旋上升的过程，在此过程中难免会产生一些科学性谬误。在制作健康传播材料的过程中，应注意识别科学研究的结果是否存在科学性谬误，存在科学性谬误的结论不应纳入健康传播材料的证据范围。常见的科学性谬误有以下几种。

1. 相关即因果

统计学中经常强调的相关概念并不蕴含因果，例如孩子出生时，爸爸种下一棵树，孩子和树都随着时间的推移而长高，二者相关，但孩子长高和树长高之间，并不具有因果关系。在进行健康传播材料制作的过程中，通常会引用一些既有的科学研究成果，在引用过程中应注意区分相关和因果的区别，不可将研究中发现的相关现象，夸张为因果关系，由此夸张得出的诸如"××因素会导致××疾病、远离××因素避免××疾病"的结论实属科学谬误。

2. 证实性偏见

这种谬误是指，在得出结论之前，预设结果，求证过程中倾向性地选择有利于得出预设结果的论据，而无视不利于得出预设结果的证据。这种逻辑谬误在日常生活中相当常见。比如觉得星座运势说得好准，觉得暗恋对象的一举一动都是为了吸引自己而做,诸如此类。在健康传播材料制作评估过程中,应尽可能全面的搜索相关论据,尤其应注重参考系统综述、荟萃分析等文献,力求得出的结论是全面、客观的。

3. 夸大可能

夸大可能简单来说是一种认为"可能的可能也是可能"的错误认识,即不合理地使用连串因果关系,夸大了每个环节的因果强度,以达到某种意欲之结论。健康传播材料制作过程中不能为了得出预先设定的结论,而引用一系列潜在的因果关系组成因果链,应寻找能够直接得出结论的证据作为支持,避免出现夸大可能的谬误。

二、舆论性风险

在健康传播材料的制作过程中,即便对相关科学问题的描述客观、全面、准确,但一旦将科学问题放置在舆论场中由公众进行讨论,科学议题便具备了公共属性,可能导致舆情的产生。这些有可能引起舆情的风险因素被称为舆论性风险,主要的舆论性风险有"题材敏感"和"科学争议"。

1. 题材敏感

题材的敏感度是指素材与社会热点的关联程度。当素材内容和当前社会热点相关度很高时,特别容易引起舆论场的关注,其舆论性风险程度较高,容易引发舆情。例如福岛核电站事故发生后,关于核辐射对身体健康影响的议题普遍受到社会的关注,属于敏感题材,与本议题有关的健康传播材料具备较高的舆论性风险,如有不当表述很容易引起舆情。

2. 科学争议

科学争议性是指其涉及的内容在科学领域尚未有定论与统一认知,存在一定的争议。这种争议会引起持不同观点的群体的反对,引发公众认知的混乱,从而造成群体对科学机构的质疑,降低信任度,引发舆情。如新发传染病疫苗的有效性和安全性、后遗症等问题,需要时间开展进一步的科学研究,并提供更为充足的证据。在得出较为一致的科学结论之前,如果针对相关议题制作健康传播材料,就会有较高的舆论性风险。因此,应避免对科学界尚存争议的问题进行讨论并下结论。如果一定要开展讨论,也应该交待清楚必要的前提条件和适用场景,避免存在不够准确或有歧义的语言表述,尽最大可能降低舆论性风险,减少舆情产生的可能性。

三、法律法规风险

1. 原创性风险

在进行健康传播材料制作的过程中,应避免侵犯他人作品的著作权,引发原创性风险。本书中所称作品,是指文学、艺术和科学领域内具有独创性并能以一定形式表现的智力成果,需要具备"独创性"和"以有形形式表达"两个特征。独创性指作品系作者独立完成,体现一定的智力水平和作者的个性化表达,与作品创作水平的高低无关;以有形形式表达指作品中传达的知识、思想本身不受法律保护,需要将之以人可以感知到的形式表达出来,才会受到法律的保护。在进行科普创作过程中,应特别注意原创性风险,在使用诸如字体、文章、图片、音乐、视频时,应提前取得授权或购买使用权,并注明素材名称或来源,避免侵犯他人著作权。

2. 制作形式合规风险

在进行科普短视频创作时应注意区分"广播电视节目"和"短视频"的形式。按照《广播电视管理条例》第 31 条规定,广播电视节目需要由具备制作许可证的单位来制作和播出。法律上二者并无明确定义区分,一般认为符合"一集/期、一集/期的形式,有固定的节目名称,有电视节目的特点,涉嫌营利"标准的视频,可被认定为"广播电视节目"。如果制作单位没有相关资质,制作广播电视节目可能会面临处罚,建议与具备相应资质的第三方服务机构合作以规避法律风险。

3. 肖像权和隐私权风险

《中华人民共和国民法典》(简称《民法典》)中规定,自然人享有肖像权,有权依法制作、使用、公开或者许可他人使用自己的肖像(肖像是通过影像、雕塑、绘画等方式在一定载体上所反映的特定自然人可以被识别的外部形象);自然人享有隐私权。任何组织或者个人不得以刺探、侵扰、泄露、公开等方式侵害他人的隐私权(隐私是自然人的私人生活安宁和不愿为他人知晓的私密空间、私密活动、私密信息)。《中华人民共和国医师法》《中华人民共和国基本医疗卫生与健康促进法》禁止医疗卫生人员泄露公民隐私,医疗卫生人员对其有保密义务。在健康传播材料的制作过程中,可能会使用到患者或其他个人的肖像及其他隐私信息,应提前取得当事人的许可。如果未获得许可,需采取技术手段将相关肖像或隐私信息隐去(例如:使用马赛克遮挡肖像或使用化名代替真实姓名),否则可能面临着侵权风险。

四、其他风险

1. 社会规范风险

社会规范,是指调整人与人之间社会关系的行为规范,以一定的社会关系为内容,包括风俗习惯、宗教规范、道德规范、社团章程、法律规范等,其目的是维护一定的社会秩序。本节所指的社会规范更多地指除社团章程、法律法规等以外、不成文的社会规范。在进行健康传播材料的制作过程中,一些健康议题可能会挑战现有的社会规范。例如倡导使用"公筷公勺"可能会对中国围餐的用餐习惯造成挑战、倡导戒烟限酒可能会对传统的"递烟""敬酒"文化造成挑战。针对这些议题开展讨论存在一定的社会规范风险,应在制作健康传播材料的过程中以更委婉的方式进行表达,提高受众的接受程度。

2. 伦理道德风险

在健康传播的过程中,往往会衍生出一些关于伦理道德的议题,使得公共讨论偏离原来的科学议题,由此引入对伦理道德的讨论并夹杂着各种各样的价值判断,很容易引起舆情。例如在关于新发传染病的讨论中,不断出现关于人身自由权利、信息权利、医疗权利和经济权利的讨论。在健康传播材料的制作过程中,应尽量使用理性客观的语言。情绪化的表达易将受众的情绪从健康科学议题引向价值判断,对此要尽量避免,尽量将讨论的范围集中于健康议题本身。

3. 权威冲突风险

在进行健康传播材料的制作过程中,应尽可能避免与现有的权威意见发生冲突或不一致,从而避免受众在接收健康传播材料内容时产生认知混乱。健康传播领域的权威主要来自于行政和专业两个领域。在制作健康传播材料时,应尽可能多地收集行政文件、行政指导意见、专家共识等权威表述,为内容提供证据支持,并且设计必要的审核流程,包括行政审核和专业审核两个方面,主动为内容寻求背书,降低权威冲突风险。

参考文献

［1］程士安.广告调查与效果评估(第二版)[M].上海:复旦大学出版社,2003.

［2］顾沈兵.健康教育评价实用技术[M].上海:第二军医大学出版社,2014.

［3］江琪琪,焦珊珊.新媒体时代医学科普创作中的法律风险[J].科普创作评论,2022(2):47-52.

［4］李长宁.健康传播材料制作与评价[M].北京:人民卫生出版社,2018.

［5］帅俊全,祁明亮,沙梦一,等.基于撰写流程的科学传播稿件风险评估问题研究[J].管理评论,2021,33(1):144-151.

［6］田本淳,董蕾.平面健康教育材料设计制作使用与评价[M].北京:北京大学医学出版社,2011.

［7］田向阳.健康传播理论与实用方法[M].北京:人民卫生出版社,2017.

［8］田向阳.健康传播学[M].北京:人民卫生出版社,2017.

［9］王建明.环境健康风险沟通[M].南京:江苏凤凰科学技术出版社,2020.

［10］王珏,王硕.公共健康的伦理博弈与道德边界——基于新冠肺炎疫情的实证研究[J].探索与争鸣,2020,(4):275-286+292.

［11］王晓群.风险管理[M].上海:上海财经大学出版社,2003.

［12］叶陈刚,郑君彦,等.企业风险评估与控制[M].北京:机械工业出版社,2009.

第七章

平面材料制作的评估

第一节　平面材料的基本要求

　　平面材料包括折页、单页、海报、小册子、传单、书签、墙报、展览版面、报纸杂志、画册、书籍,以及挂图、健康标语号等。常用的有折页、海报、小册子和传单(单页)等,应用范围广,评估需求大。

一、平面材料的使用

　　按照《国家基本公共卫生服务规范(2011 年版)》(以下简称为《规范》)的要求,每个基本医疗机构(主要指社区卫生服务中心、乡镇卫生院)每年应提供不少于 12 种内容的印刷资料,放置在乡镇卫生院、村卫生室、社区卫生服务中心(站)的候诊区、诊室、咨询台等处,并需及时更新补充,保障使用。其中提及的印刷资料包括健康教育折页、健康教育处方和健康手册等。同样主题、相似内容,但形式不同,则统计为一种。这里的健康教育处方为印刷较为简单、单页类的平面健康教育材料。

　　《规范》要求设置健康教育宣传栏。其中,乡镇卫生院和社区卫生服务中心宣传栏不少于 2 个,村卫生室和社区卫生服务站宣传栏不少于 1 个。每个宣传栏的面积不少于 2 平方米。每个机构每 2 个月至少更换 1 次健康教育宣传栏内容。而上海市健康教育宣传栏的更换频次高于国家规范要求,每月至少更换一次。海报(招贴画)类均可在健康教育宣传栏中张贴。

同时在围绕各类健康主题日或重点健康问题开展健康咨询活动时也经常会使用各类平面健康教育材料,如折页、海报、版面等。

二、平面材料的内容

(一) 内容特点

健康传播资料的内容一定要通俗易懂,并确保其科学性、简明性和实用性,还要有一定的时效性。制作原则应符合需求原则、普及原则、优势原则、差异原则,研究、分析受众需求、考虑其自然条件、社会条件和心理条件,树立为受众服务的理念,发挥优势,广覆盖。

(二) 目标受众

在广告学领域,商业广告强调要有用户思维,始终把用户想要什么放在首位,关心用户体验,遵循有温度和有价值的原则,让人看到广告,能产生认同与心动,最终完成下单的行动。而在医疗卫生领域,无论哪种平面材料,设计之前同样需要明确目标人群是谁。清楚目标受众,就能明确谁会看这份材料、他们喜欢什么样的内容以及需要什么样的服务、什么样的内容对他们好,以及什么样的内容能使他们一看就懂、一学就会、一点就通、一用就灵。尽量给目标受众提供实用的科普信息,有利于他们健康行为的形成。

(三) 使用途径

应知晓材料在什么地方发放或张贴。只有考虑地区差异、文化差异,有的放矢,才能制作出针对性强的科普材料。

第二节　平面材料的编辑和印刷

折页和海报是平面材料中最常用、使用量最大的形式。下面重点介绍这两种材料的制作方法。

一、折页类平面材料

折页一般多用二折页或三折页。折数根据内容多少和实际需求,采用一折或四折、五折、六折等。如果折数太多,不利于阅读,则可以做成小册子。常用折法可分为对折、风琴折、关门折、滚折、青蛙折、口袋书6种。当然,设计人员也可以创作出与众不同的新颖折法。

(一) 标题

标题应简洁明了,不宜过长。标题中不宜有无解释的英文内容,如 SLE(系统性红斑狼疮)、MERS(中东呼吸综合征)等;不宜使用变形字、繁体字和艺术字。折页一般使用比较正统的标题,如"新型冠状病毒感染防治知识""高血压病防治知多少"……

(二) 正文

折页正文是深奥、枯燥的医学知识的缓冲地带,是给更多普通人一个宝贵的信息桥梁,与医学类教科书、医学论文不同,尤其讲究可读性,又称易读性和易懂性。

(1) 内容不宜过多,应适当分段;二折页字数在 800~1 200 字;三折页在 500~2 000 字,不宜再多。

(2) 少用或不用专业词汇。可以运用打比方、比喻、讲故事、讲案例等方式,解释专业词汇和专业论述。

(3) 控制句长,尽量多用短句,多用标点符号隔开。

（4）善用小标题，让人可在不细看文字的情况下也能初步掌握核心内容。如"所谓伊蚊，在水一方"，这个题目清晰地表明了伊蚊在小型的水中生活的特性，若再加上四个小标题"我的童年在水中""我是雌蚊，我要咬人""成功传播登革热""消灭积水、消灭我们"，则直接表明伊蚊幼虫在水中生活、雌蚊才咬人、伊蚊能够传播登革热、预防登革热措施是消灭积水，可让人不看正文就能基本掌握全文的中心内容，明白群众的共同参与对控制防控登革热之类的疾病尤为重要。在注意力稀缺、时间紧迫的信息时代，那些核心信息容易掌握、简单照做就能实施健康行为的健康传播材料，深受人们的欢迎。同时，优秀的健康传播纸质平面设计材料还可以在微博、微信新媒体平台上进一步进行开发，甚至也可以作为方兴未艾的短视频的文案素材。除了小标题，还可以使用符号标记以突出重点信息。

（三）插图

插图应符合主题需要，要有助于受众理解主题内容，同时也要兼顾美感。

（1）关联性：不用与内容无关的插图，容易引起歧义的插图也不用。

（2）自明性：即使不看文字，看图也能明白大部分意思，甚至有的文字直接可以用图来表示。

（3）趣味性：图的表达形象有趣，受众看图比看文字轻松。如：用拟人的手法——牙齿宝宝、病毒坏蛋等；比喻的手法——甲状腺用蝴蝶结或领结来表现。甚至可以将听觉演变成为视觉化，从而以可视化的形式传播出来。

（4）适宜性：插图要符合目标人群的社会文化背景、风俗习惯、信仰，要以正面表现手法为主，力求具有文学性、艺术性和幽默感。

（5）一致性：同一折页中尽量用相同风格的插图。风格凌乱不利于受众理解宣传材料表达的意思。

（四）排版布局

一般将内容分解成不超过 5 个的组块，3 个为宜。运用视觉标记工具，如方框、色块、箭头、指示标志等进行区别。

（1）字体：字体由重到轻的顺序为，黑体—标宋体—宋体—楷体—仿宋体。

最小级标题的字体不能小于或轻于正文。一个作品内最多三种或三种之内字体。推荐使用宋体、黑体、雅黑。出现过多字体会分散注意力。

（2）行间距：大小适宜阅读，推荐 1.25～1.35 倍行距。行间距过大，信息量减少，影响美观；行间距过小，文字难以辨识，容易引起视觉疲劳，影响阅读。字体大小至少为 12 号。

（3）底色：文字与底色对比清晰，便于阅读；不使用图案做底色（背景）；文字与底色对比要大，不使用同色系或相近色系做底色，如用蓝色背景写蓝字。因为文字颜色与背景相似，影响阅读。相近色包括绿色与蓝色、浅绿色与黄色、浅粉与玫红……

（4）背景：应有利于主题的表现和信息的理解。如中医特色的健康主题宣传，可采用水墨色彩，一目了然。不添加不必要的背景，以免喧宾夺主，同时图文结合，留有足够的空白区域，让人阅读舒适。

（5）其他：合理使用数据图表等。

（五）色彩

人眼对红、绿、蓝最为敏感。大多数的颜色可以通过红、绿、蓝三色按照不同的比例合成产生。这是色度学的最基本原理，即三基色原理。如红＋黄＝橙色、红＋蓝＝紫色、蓝＋黄＝绿色、红＋黄＋蓝＝黑色……

色彩的使用要适合目标人群的生活习惯。非主题部分色彩不要太艳丽，以免分散视线。颜色种类控制在三种以内较好。

常用的健康传播平面材料一般以蓝色、绿色为主基调。如粉色多用于少女、孕妇、产妇、乳腺癌防治的科普材料；给老年人科普的平面材料则少用粉色。给大学生科普应使用青春的颜色，不宜用沉闷的颜色。

色彩与季节相关。夏天可采用冷色调中的绿色、蓝色，冬天宜用暖色调。

色彩也随节假日产生变化。如在春节期间的健康饮食、春运传染病防控等可以用喜庆的红色、橙色等暖色系点缀，增添节日色彩。但是在写清明节青团的制作、购买、食用注意事项时，使用的色彩则不宜喜庆，宜使用浅绿色和嫩绿色，这也与四月份的大自然色彩相呼应。同样在重大疫情防控、防汛抗台风的健康提示和科普宣传中，均不宜使用过于喜庆的色彩。色彩的运用要站在受众的角度。随着社会的发展,色彩的使用也会随着时代的变化而变化。

(六) 常见问题

主要包括:①文字太多,语句太长;②不分段,或分段少;③术语太多,且未作解释;④字号太小;⑤使用变形字;⑥文字在图画上或文字与底色的反差小;⑦使用拼音和外文;⑧色彩过暗;⑨插图不合适。

研究表明,不同水平健康素养的患者在主题安排、问题列表、功能性插图、数学符号上的看法不一致。在折页、小册子撰写和设计阶段,需关注不同健康素养患者对材料可读性的不同需求,从而开发有针对性的健康宣传材料。

二、海报类平面材料

健康传播平面材料是美术和医学科学有机结合而派生的一门新的艺术种类。其特性在海报的设计中尤为明显。海报传达的信息简单、直接,是最经济、有效的健康传播方式之一,在科普医学卫生知识、宣传自主保健意识、养成良好卫生习惯等诸多方面影响巨大。海报以图画为主,文字内容简洁明了。通常受众在目光扫过的时候就被其吸引注意力,有强烈的视觉冲击力,观看时能较快地接受到海报上所传递的信息。缺点是"走过路过看过",且不方便携带。

海报的适合人群为全人群,即可以张贴在室内室外能够吸引公众关注的所有场所。即使是不识字的人或者不认识中文的外国人,也可以通过海报上的图明白设计者表达的意思。某种意义上说,健康公益海报与商业海报的相同点就是具有宣传销售的作用,健康公益海报销售的是健康知识、健康理念、健康行动,或者引导大众参加健康活动,而区别点则在于前者是公益性质的,不以商品买卖为目的。

海报可以单张,也可以制作成系列。如上海市徐汇区卫生健康委员会的"健康邻里"系列海报,每月一期。根据海报更强调时效性的特点,设计应该注意以下几个方面。

(一) 标题

(1) 以宣传主题或活动主旨为标题:常用于各类健康宣传周、宣传日活动。

如2021年上海市在世界无烟日活动的海报就是宣传主题"十月怀胎,爸爸戒烟",明确指出妈妈在孕期期间,爸爸要戒烟,从另一角度宣传了抽烟不利于胎儿健康的知识,获得了较好的群众反响和宣传效果。

(2)抓住热点:可以适当把握住当前热点,如互联网上的热搜、热门电视剧、影片等。当年《暗算》电视剧正在热播的时候,上海市徐汇区疾病预防控制中心设计出了"别让蚊虫暗算你"的地铁灯箱大型海报。蚊虫一般都是悄悄地、趁人不注意的时候就咬了你,引发受众共鸣,提高了人们防蚊、灭蚊的防治虫媒传染病的警惕性。

(3)采用谐音梗:2020年3月29日,深圳市盐田区东和社区桥东社康打出的自带韵律的疫苗宣传标语"我们一起打疫苗,一起苗苗苗苗苗"得到广泛传播,在微博、微信朋友圈等平台"刷屏",冲上热搜,就是使用了热门歌曲《学猫叫》的歌词谐音"我们一起学猫叫,一起喵喵喵喵喵……"。这个标语同样可以作为海报的宣传语,朗朗上口,易于传播。由于音乐元素的使用,容易使观者产生联觉的感受。联觉是指由一种感官刺激引起其他感官体验的心理过程,正是这种视觉和听觉的联觉,引发了健康宣传作品的爆款。

(4)制造悬疑:以疑问句、反问句等句式,引起人们的兴趣,从而引导进一步探究答案。

(5)发人深省:引用经典名句,古诗词等。这需要设计人员有较深厚的文化底蕴,与健康科普知识的特点有机结合,让人参与思考,引人深思。

(二) 文案

(1)适当分段:海报不需要承载过多的文字,因此海报正文的内容也尽量精练。常用的健康主题活动正文为描述活动的意义和目的,主要内容和时间、地点,或者注意事项。

(2)利用数字:将数字醒目地标明,甚至放大,用不一样的字体、颜色,引起特别的注意。

(3)对主题的说明:比如呼吸道传染病防控要做到"三件套、五还要",文案中要对"三件套"——佩戴口罩、社交距离、个人卫生和"五还要"——口罩还要戴、社交距离还要留、咳嗽喷嚏还要遮、双手还要经常洗、窗户还要尽量开进行说明,以免人们不知道或记不全具体内容,从而错失科普的好机会。创作设计时尤其要站在读者的角度,而不是熟悉该项工作的专业技术人员的角度,不该省的内容不要省略。

（三）图片

海报中优秀的作品往往是主题突出、视觉新颖的作品,其中引起视觉冲击的图片是首要的。海报的文字更少,因此设计时对图形的要求更高,不但要准确反映主旨,还要蕴含深刻的含义。在设计中,图片的应用可以为以下几种。

一是经典图像。设计师可以对经典图像进行提取,运用现代设计理念进行加工,或采取局部运用,或者重新组合,或二次编排,如叠加、渐变、镜像、阵列等,或运用现代图形创意中的同构、图底反转、空间置换等原理,进行二次创作。中国传统文化有着丰富的设计元素资料,应探索应用中国传统文化设计元素,从而提高健康传播材料的美学价值和使用价值。如上海市金山区对居民进行科普时,采用金山地区广为流传的金山农民画为表现形式来设计(彩图10)。

二是真人形象。著名公众人物或普通工作人员或市民,如果要使用真实人物形象,一定要征得本人同意。要符合民族文化,禁用法律不允许的形象。一般不用外国人形象。

三是卡通形象。可爱、熟悉的卡通形象容易引起大家的共鸣(彩图11)。但要注意最好使用原创图或者图片形象不涉及版权争议。

四是变异图形。变异图形是设计师通过特殊设计手法来表现自己设计意图的重要方式之一。变异图形凭借其创新的思维方式与反常规构形方法,从普通的图形中脱颖而出,吸引受众的目光。规则图形往往规范、稳重,而不规则图形则代表着灵动、活泼。在海报设计中设计师可以根据设计目的来进行灵活选择。

随着互联网技术的发展,目前的海报常常会附上活动或主办方相关的二维码图片,扫一扫就可以完成线上、线下的联动,可加强长期的宣传黏性。

（四）色彩

海报的色彩设计较为丰富多彩。设计师应积极调动色彩、构图等视觉效果,表达作品的创意、主题、形象等内容。画面色彩的运用上注意调和,甚至可以进行大胆撞色,展现节奏和韵律。海报的色彩是重要的表达元素。

如在关于双向情感障碍的宣教海报中,画面的一半是暖色调的橙黄色热烈的向日葵,一半是冷色调蓝色的星空,利用色彩的强烈对比,让人直观感受到病症的特征差异。

要恰如其分选择标志色,但不宜超过三种。如徐汇区"健康邻里"系列海报选用醒目的橙色,运用了徐汇区的"邻里橙"的主色调,活泼而且温暖。

设计时不要忘了加"出血"。"出血"(实际为"初削")是一个常用的印刷术语,指印刷时为保留画面有效内容预留出的方便裁切的部分。印刷中的初削是指加大产品外尺寸的图案。一般四个边都需要加 3 mm,颜色同原来颜色,不是加空白,以避免裁切后的成品露白边或内容呈现不完整。

(五) 结构与布局

海报版式设计灵活多变。设计人员掌握丰富的设计技巧和方法有助于准确表达宣传品的内涵,达到吸引受众观看的效应。海报的常见构图形式有居中构图、对称构图、压角构图、环绕构图、倾斜构图、放射线构图、对角线构图、三分法构图等。系列海报最主要的三种结构形式为并列对照、罗列展示、局部置换。海报设计不宜太满,注意留白,可以加上企业视觉形象识别系统(图 7 - 1)。

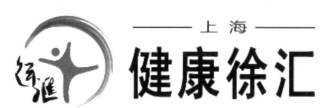

图 7 - 1　上海市徐汇区"徐汇健康"Logo

此外,海报要注意落款。

(1) 制作单位:署上制作单位全称。可以署在折页第一页的最下面,也可以署在最后一页的最下部;海报可以在最下部正下方,或靠右,或者最上方。不过,也有设计时弱化和省略落款或者改变落款一般使用方法的情况。

(2) 制作日期:最好标明,不过也有不少海报不写明具体制作日期的情况。

有的时效性不强的平面设计资料可以一次印制,长期使用,节约印刷成本。

制作定稿的海报电子版原稿还可以投放在电子屏、公布在微信公众号、微博等新媒体上,能引发后续传播,使用广泛而且经济。

(六) 海报常见问题

主要包括:①画面杂乱,元素太多;②使用外国人形象;③使用反面表现手法;④专业徽标太突出;⑤图画不直观,寓意太深,如果不经解释大多数人不明白;⑥设计雷同。

第三节　平面材料的印刷

定稿后,少量的宣传资料可以自行印刷,但是大量的健康教育宣传材料需要批量印刷,这就要委托有印刷资质的单位。要签订印刷合同,明确计划生产的传播材料规格尺寸、页数、对印刷纸张的要求、颜色要求、数量、价格、交货日期等。

纸质材料印刷结束后,应妥善保管好印刷底稿,以备再次印刷时使用。

设计合同需明确著作权归属问题。目前,我国健康传播品制作中存在因为专业技术人员缺乏设计方面的知识和能力储备而设计师则不懂医学专业知识、健康信息在平面材料上的有效视觉表达还显不足的问题。因此,在制作过程中,需要专业技术人员更多地与设计师沟通和交流,而且在今后建设健康中国的进程中,还应加强培养既懂平面设计又有医学背景的复合型人才建设。

第四节　平面材料的发放和使用

平面材料完成印刷后,根据制作方案发放的时间、地点、人群有所不同。无论通过哪种形式发放,均应做好含有发放日期、宣传材料种类、主题内容、数量、接收人等的发放接收记录;做好痕迹管理,以备督导检查。

一、发放时间

(一) 应急发放

在急性传染病暴发或大流行期间,如突如其来的新冠疫情,印发相关健康传播平面材料时,须尽快下发,争取广大人民群众的理解和配合,以养成良好的卫生习惯,赢得防控时间和群众的力量。

(二) 宣传日(周)发放

根据重大宣传日(周)等重要时间节点发放材料,如每年的 9 月 20 日爱牙日、6 月 6 日爱眼日、3 月 3 日爱耳日、肿瘤宣传周、食品安全宣传周等。

(三) 周期性发放

按每月、每季、每年等周期发放,如人与健康 12320 墙报、上海市徐汇区邻里海报每月根据疾病防控重点印发。如果是长时间持续存在的慢性疾病,可提前计划开发系列海报,按四季的不同节气或卫生宣传日的时间节点发放和张贴,形成稳定、持续性的健康科普力度和宣传氛围。

(四) 不定期发放

按自行制订的传播材料制作计划进行发放。

二、投放场合

(1) 居委:如 12320 墙报。

(2) 家庭:以入户形式进行投放。如上海市每年的健康大礼包由第三方发放到居委会,再由居委会发放到每个家庭。

(3) 交通工具:公交站点、公交车身、地铁站、地铁车厢等。如上海市徐汇区某呼吸道传染病防控系列海报分布在各公交站点。

(4) 户外:路边栏杆、建筑物外墙等。

（5）医疗机构、社区卫生服务中心、卫生室、卫生站等：宣传栏、宣传架、健康角、门诊大厅、诊室内（相关诊室有相关的宣传资料）等。

（6）工矿企业、机关、事业单位和公司等：直接由工矿企业、机关、事业单位、公司发放，尽量放置或张贴在人流量大的地方。

（7）学校、幼托等集体机构：一般通过教育主管部门统一安排，有序发放。学校安排专人负责接收，发放给学生、老师或家长。幼儿园除了发放给老师，一般来说还应发放给家长。

（8）公共场所：各类场所的主管部门安排专人负责接洽发放、张贴事务。

三、投放人群

（1）普通人群：投放形式以室外海报、墙报，室内折页、单页、海报等为主。

（2）患者：活动地点医疗机构、社区卫生服务中心、卫生室、卫生站等为主。

（3）妇女：活动地点集体单位、妇幼保健院（所）、妇科门诊（病区）等。

（4）流动人群：活动地点建筑工地、集体单位等。

（5）学生、家长：对于校内的发放，小学生人群由老师发放；对于中学生、大学生可以由老师、同学发放，也可以自取，尤其是艾滋病等防治知识宣传。针对家长的宣传材料，利用家校联动机制，通过学校、托幼机构发放，精准、省人力，依从性更高。

四、投放方式

（1）由印刷厂直接配送：需要印刷厂有运送能力。

（2）由印刷厂直接快递或邮寄配送：方便快捷，省人力，但成本高。

（3）由印刷厂送到制作单位或指定地点，再次分配运送或由使用单位上门领取。常见的大量的平面健康教育宣传资料由疾控中心、社区卫生服务中心分发。如12320墙报，由各区疾控中心接收本辖区的墙报，再由各社区卫生服务中心派人领取，分发给各居委会以供张贴。

在2020年初新型冠状病毒肺炎疫情期间，亟需对民众进行相关知识的宣传，但在许多印刷厂还尚未复工、复产的特殊情况下，可以由制作单位编制宣传资料的电子版，使用单位可以自己印刷、打印或直接通过手机查看电子版宣传资料，迅速形成浓厚的宣传氛围，稳定了民众恐慌情绪，有助于民众养成科学的卫生习惯。

第五节　平面材料的效果评估

评估是平面材料设计制作使用过程中不可缺少的重要环节，是有效的质量控制手段，应该贯穿于传播材料计划设计制作使用的全过程。平面设计传播材料的评估内容分为形成评价、过程评价和效果评价。传播材料预实验包含在形成评价中。

一、过程评价的内容

过程评价的方法是指在设计制作过程评价其制作计划、制作程序、发放过程资料是否齐全。评价可通过查阅档案和工作记录了解。

（一）设计、制作、组织过程

内容包括：有无制作平面传播材料计划或方案，制作小组组成是否包括健康主题的专业人员、健康教育人员、平面设计人员、目标人群等，是否按照制作程序规范操作，制作过程中的资料是否齐全（如需求评估资料、预实验资料、各种草图、样稿等），参与的各组织间的工作机制如何，以及怎样进行调整与反馈等。

（二）生产质量

内容包括：印刷或制作单位是否按照合同要求进行生产，查看产品有无印刷错误，纸张材质、色彩、文字和插图的清晰度等是否符合要求。

（三）发放情况

内容包括：发放渠道是否顺畅，发放的范围和数量，是否按时发放（发放进度、执行率），发放过程中材料有无积压、损坏。如果有入户资料则应计算入户率。通过查阅下发和接受单位的档案资料、工作记录、抽样调查进行评价。

（四）使用情况

内容包括：目标人群覆盖率、暴露率，多少目标单位张贴摆放使用这种传播材料，多少目标人群使用这种传播材料（使用率），摆放位置是否合适，分发是否合理，观看人数，受众对内容、形式、组织的满意度如何。这样就可以采取查阅工作记录、走访调查和现场考察的方式来进行评价。

（五）经费使用情况

查看经费使用是否与计划相符（活动费用使用率、年度费用使用率、费用进度比等），经费是否充足或不足等，可采用查阅资料和询价调查等方式进行评价。

二、效果评价的内容

效果评价与平面传播材料制作过程形成一个闭环。通过评价了解受众经过健康平面材料传播后对关键信息的知晓、理解和记忆的程度，以及信息对提高其健康知识水平、改变其态度、树立健康信念的影响，从而促使健康行为形成的情况。健康行为的产生是健康传播的最终目的。

（一）针对平面材料本身的评价

（1）信息的科学性：传播材料中的信息符合科学原理，没有错误，适合大众传播。

（2）信息的通俗性、趣味性：对健康知识的表达通俗易懂，简明扼要，能够被绝大多数目标受众理解，有助于受众接受、记住该信息。

（3）信息的针对性、可操作性、实用性：提供的信息是否贴合目标人群需求。材料中有明确行为建议，而且建议合理、实用可行，受众发挥主观能动性，自己可以操作,这对防控疾病有益(表 7 - 1、表 7 - 2)。

表 7 - 1　折页评价

评价指标	符合	比较符合	一般	不太符合	不符合	得分
	5分	4分	3分	2分	1分	
(1) 科学性:信息准确,没有信息错误						
(2) 通俗性和趣味性:文字通俗易懂、有趣						
(3) 可操作性或实用性:有明确、合理的行为建议						
(4) 适当分段:一个段落一个主题						
(5) 文字与底色对比清晰						
(6) 自明性:插图与内容相关						
(7) 字体大小、字间距合适						
(8) 有落款或署名						
(9) 有制作日期						

注:单页可以参照上表进行评价。

表 7 - 2　海报评价

评价指标	符合	比较符合	一般	不太符合	不符合	得分
	5分	4分	3分	2分	1分	
(1) 科学性:信息准确,没有信息错误						
(2) 趣味性:色彩、构图视觉效果好、有吸引力						
(3) 标题含义清晰,且正常视力者在 4 m 处能清晰阅读						
(4) 适宜性:内容文字大小合适,正常视力者在 2 m 处能清晰阅读						
(5) 舒适性:空白占 1/3~1/2						
(6) 自明性:构图与内容相关						
(7) 有落款或署名						
(8) 时效性:张贴在相关疾病高发季节						

（二）针对平面材料对受众影响的评价

（1）知：受众知识是否得到提高。可通过调查核心知识总知晓率、单条核心知识知晓率、核心知识知晓合格率等进行评价。

（2）信：目标受众在传播材料的影响下态度是否得到积极改变，通过态度改变率表示。

（3）行：传播材料的信息对目标受众的行为意向乃至行为的影响，通过行为意向或行为改变率来评价。

传播效果在知、信、行三者逐级升高，而行为改变是健康传播的最高层次。

三、评价方法

效果评价可采用现场观察，问卷调查和个人深入访谈等方式。定量评估可以在现场观察、问卷调查中使用，采取抽样调查的方法。现实督导评估工作中，如果条件有限，也可通过随机拦截路人进行问卷调查的方法进行评价。个人深入访谈为定性评估，是根据提前准备好的提纲进行访谈。

访谈时的主要内容与问题如下。

（一）可记忆性

评估受众通过阅读记忆了多少信息。问题：看完后（阅读时长一般为 10～20 分钟，不超过 20 分钟），您记得里面写了哪些内容？再想想还有哪些内容没有说？

（二）通俗性、趣味性

您觉得这份材料适合您阅读吗，哪些内容好理解。哪些内容有点难，您不太能懂。哪些内容很难，一点也不懂。您喜欢材料的色彩吗，您觉得字体大小正好吗，需要再小一点还是再大一点，字形喜欢吗。您觉得版面设计清晰吗，您觉得插图好看吗，您觉得这个插图有必要吗，是否符合主题，是否帮助您理解主题。

（三）适用性

您觉得这份材料内容合适您吗，内容正是您需要的吗，哪些是您以前就知道的，哪些是新知识，您觉得材料内容的信息量适当吗，太多还是太少。

（四）指导性、实用性

通过阅读这个材料，让您感到这个问题的重要性吗，您有应对这个问题的信心吗，哪些内容对您有用，有什么用处，材料中有具体的行为建议吗，有没有告诉您怎么做了吗，您会依照材料上所教的去做吗，做起来有困难吗，您会把这种材料介绍给他人吗，您会以什么方式介绍给他人，介绍给哪些人。

——案例 1——

在国家基本公共卫生服务项目中，对健康教育平面传播资料评估包括数量评价、质量评价、传播效果评价和总体评价。

（1）数量评价：每个机构每年提供不少于 12 种平面材料，至少一种为中医内容，通过查看实物、发放记录等形式评价。主题内容相同或相似，只按一种计算。

（2）质量评价：采用专用评价表从设计、内容等方面进行评估。评分方法有：①单页、折页、小册子各随机取 1 种，进行逐一评分，取平均值；②小册子页码达到 10 页及以上，随机抽取 2～3 页内容进行评分，取平均分作为小册子的最终得分；③如果单页、折页、小册子种类不全，随机抽取 3 份健康教育平面材料进行评价，进行逐一评分，取平均值。只有单页、折页，没有小册子，扣 2 分；有折页和小册子，没有单页，不扣分。小册子的评分要求同上。健康教育资料中单页（包括健康教育处方和传单）折页、小册子等各算为一类，每类里面再核算数量。按照内容统计印刷资料的种类，主题相同而形式不同（单页、折页、小册子等不同形式）的健康教育资料，只按 1 种统计。

（3）传播效果评价：随机抽取不同形式的健康教育资料各 1 份，请 10 名辖区居民作为访谈对象，规定受访者的年龄和文化程度，采用一对一的访谈形式进行测试。

── 案例2 ──

刘忠华等在论文"健康教育平面媒体材料发放张贴效果评价"中介绍：在几个主要的公共场所,采用随机拦截路人的方式,以调查问卷的形式对"正确认识艾滋病""正确洗手方法"两套不粘胶宣传画的发放张贴效果进行评价,结果显示,见过"正确洗手方法"宣传画的比例明显高于见过"正确认识艾滋病"宣传画的比例。该文建议宣传画的设计不仅重视色彩的搭配,还要注意张贴的场所,加配适当的提示语。

── 案例3 ──

为了解江苏省淮安市居民对医疗卫生机构提供的健康教育平面传播资料评估情况,为提高健康教育材料使用效率提供依据,黄兴建等采取简单随机抽样方法,采用《健康教育服务实施与评价指南》中居民对印刷资料质量评价表进行调查。共得到有效问卷 121 份,总得分率为 72.3％。城乡居民对各级卫生医疗机构提供健康教育平面传播资料评估差异分析有统计学意义。49.4％的居民认为各级卫生机构提供的印刷资料比较好,45.5％居民对内容的理解比较好,51.2％的居民对插图的理解较好,3.3％居民认为插图不好,53.7％居民认为内容实用性评价较好。该研究结论认为各级卫生医疗机构要研发具有较强针对性的健康教育平面传播材料,提高资料利用效率。

── 案例4 ──

为评价《上海市民膳食营养知识读本》和平衡膳食营养速查盘发放调查,采用问卷调查的形式,深入社区居民家庭,对调查对象进行面对面调查访问,覆盖上海市 16 个区,在每个区抽取 3 个街道(乡镇),每个街道(乡镇)

随机抽取 2 个居委会(村),每个居委会(村)随机调查 21 户,每户抽取 1 名
家庭成员作为调查对象,且这些调查对象的年龄分布需满足预设要求,即每
个居委会一共完成 21 份调查。共开展基线和效果评估 2 次调查。内容包
括个人基本情况,市民膳食营养知识和技能,对读本和工具的评价和实际利
用情况,市民的态度、需求、意见和建议等。

—— 案例 5 ——

为贯彻落实《中共中央国务院关于加强青少年体育增强青少年体质的
意见》(中发〔2007〕7 号),切实加强学生视力保护工作,实现中央 7 号文件
提出的通过 5 年左右的时间,使我国青少年近视的发生率明显下降的工作
目标,配合教育部制定的《中小学学生近视眼防控工作方案》和《中小学学生
预防近视眼基本知识与要求》,大力促进低龄小学生护眼健康促进行动,针
对低龄小学生开发了课外预防近视绘本读物——《黑珍珠宫殿寻宝记》,通
过有限的文字导引,充分利用儿童的读图能力,在故事演绎、情节发展、角色
造型、人物性格和插画设计等环节来吸引儿童的注意力,将预防近视的健康
教育内容融合在故事情节和图形的认知中,从而实现预防近视的健康教育
与健康促进任务。

四、案例评价

以课外预防近视绘本读物——《黑珍珠宫殿寻宝记》为例。在绘本的设计阶
段,根据剧本情节,进行插画设计。选择合适的材料编纂故事,再将故事转化为
文字脚本,并以插画的形式表现篇幅为 25~30 页的绘本故事,遵循守恒、去中
心、可逆和逻辑结构转变的思维导向,来影响儿童对健康用眼的认知发展。剧本
设计贯穿预防近视的主要知识点,包括户外活动重要性、学习环境的选择、学习

媒介的选择、学习姿势的保持和学习节奏的保持。剧本创作将整合包括儿童青少年近视防控 8 条应知应会核心信息,主要包括:①近视会导致学习、生活不便,甚至影响升学和择业;②坚持每天 2 小时以上的白天户外活动;③选择适合自己坐高的桌椅,保持正确读写姿势;④连续使用电子产品学习时间 30～40 分钟后,休息远眺 10 分钟;非学习目的使用电子产品不宜超过 15 分钟,每天累计不宜超过 1 小时;⑤不在走路、吃饭、卧床、晃动的车厢内、光线暗或阳光直射等情况下看书、写字、使用电子产品;⑥保证充足的睡眠和合理的营养;⑦看不清黑板或远处的物体时,应及时告诉老师和家长;⑧确诊为近视时应尽早在医生指导下佩戴眼镜,并定期复查。绘本共 39 页,包括 3 个卡通人物形象:"大眼""时空精灵"和"大眼妈妈"。故事围绕"大眼"在"黑珍珠宫殿内"寻找"看得更远"的法宝展开,列举低龄小学生在日常学习、生活、游戏中的用眼问题,以"泪水悬崖""珍珠之门""月光彩虹""百变魔镜""真金黄盘"等使读者了解眼睛的构造、近视原理、近视预防应知应会事项等核心信息。

在投放阶段,在完成绘本读本初稿后从绘本的科学性、趣味性、创新性等方面向儿童教育、健康教育、儿童美术三个领域的专家进行咨询论证从而进行完善。初稿确定后将通过临时数码印刷形成彩色绘本读物。在试点投放绘本并及时收集关于绘本的反馈结果,并在此基础上对绘本进行修改完善(彩图 12)。

为评估绘本在低龄小学生近视防控中的适用性和效果,绘本开发人员通过问卷调查的方式以了解儿童家长对绘本的满意度情况。依据知情同意的原则,选取一所小学一年级全体学生作为研究对象,采取整群抽样的方法,以班级为单位开展问卷调查。满意度调查问卷由三部分组成:①基本信息,包括学生的性别、视力状况、戴眼镜情况、父母文化程度、父母佩戴眼镜情况;②阅读绘本情况,包括孩子听读绘本时间、亲子阅读绘本方式、孩子阅读绘本态度、绘本知识掌握程度;③满意度情况,主要指家长对故事内容、图画色彩、绘本纸张、知识含量的满意程度。单项满意度评分为 10 分,单项评分≥9 分则为满意,总体满意度评分满分为 40 分,评分≥36 则为满意(图 7 - 2)。

(1) 请问您或孩子已经阅读了亲子绘本吗？（阅读是指仔细读过且至少掌握了绘本的故事和其中部分近视防控知识）
① 家长和孩子均已阅读完毕　② 只是大概翻了翻，没仔细看
③ 家长和孩子都还没有阅读（没有阅读的原因是_____）（结束问卷）
没有阅读的原因：（只是大概翻了翻/不感兴趣/绘本的难度不适合孩子/其他）

(2) 请您从以下几个方面对本次儿童近视防控绘本进行打分？（10分为非常满意，分数越小，满意度逐渐降低，请在相应选项内打√）

	10	9	8	7	6	5	4	3	2	1
故事内容										
图画色彩										
绘本纸张										
知识含量										

(3) 孩子认真听读绘本的时间是多少？
① 10分钟以下　② 10~20分钟　③ 21~30分钟　④ 30分钟以上
(4) 您和孩子进行绘本阅读时的使用方式是什么？
① 图读法（孩子以看图为主）　② 点读法（根据孩子的兴趣爱好，点读孩子感兴趣的地方）
③ 诵读法（以绘本文字为主，使用诵读的方式阅读绘本）
④ 跟读法（结合绘本的图片与文字，家长阅读后让孩子跟读）
⑤ 其他（如仅家长读了，孩子没读或家长没读，孩子读了）
(5) 读完绘本后一段时间内，您的孩子会再次提起绘本里面的故事或相关近视防控知识吗？
① 经常会　② 偶尔会　③ 从不会
(6) 请问孩子和您阅读绘本时态度如何？
① 比较被动，不喜欢阅读绘本　② 喜欢听大人阅读，但自己不愿意读
③ 非常喜欢和大人一起阅读　④ 喜欢看绘本里的图画，但不喜欢读文字部分
(7) 您和孩子对绘本中近视防控相关知识的掌握情况如何？
① 全部掌握　② 基本了解　③ 部分了解　④ 没有学到
(8) 本次和孩子一起阅读绘本的过程中，您遇到的问题有哪些？
_____
(9) 请问您对我们推出的绘本有什么建议？
_____

图 7-2　《黑珍珠宫殿寻宝记》近视防控绘本满意度调查问卷（部分）

调查结果显示，81.4%的家长对本次绘本总体评价为满意，对故事内容、图画色彩、绘本纸张、知识含量等各项的满意度平均评分都在9分以上，对绘本知

识含量的满意率最高,为 85.9%(表 7 - 3)。

表 7 - 3 家长对近视防控绘本的满意度评价

项目	满意度得分 ($\overline{x} \pm s$)	满意度($n/\%$)	
		欠满意(≤8 分)	满意(9~10 分)
故事内容	9.17±1.182	24(15.4)	132(84.6)
图画色彩	9.35±1.329	25(16.1)	131(83.9)
绘本纸张	9.07±1.080	27(17.3)	129(82.7)
知识含量	9.41±1.185	22(14.1)	134(85.9)

参考文献

[1] 黄兴建,王璐.淮安居民对所获健康教育平面传播资料的评价分析[J].河南预防医学杂志,2017,28(12):929 - 930+933.

[2] 李长宁.健康传播材料制作与评价[J].北京:人民卫生出版社,2018.

[3] 李英华,李莉.健康教育服务实施与评价指南[M].北京:北京大学医学出版社,2016.

[4] 刘卓,谢伦芳,项茹,等.风湿性疾病患者健康素养研究进展[J].中国全科医学,2017,(5):512 - 516.

[5] 刘忠华,肖征,冷艳,等.健康教育平面媒体材料发放张贴效果评价[J].健康教育与健康促进,2006,1(1):42 - 43+58.

第八章

视听材料制作的评估

视听材料主要是电视、电影、融媒体材料,作用于人的视、听两大通道,这与报刊折页等纯粹视觉型材料和广播等纯粹听觉型材料只作用于人的单一器官是不同的。

第一节 视听材料的采编与摄制

一、听觉材料的制作

(一) 听觉材料的复制合成过程

听觉材料主要是广播型材料,而此种材料的符号是声音,包括台词(语言)、音响、音乐三种形式。在这三种形式中,文案(在广播广告中,即广告词)是必备的要素,音乐或音响的运用视需要和可能而定,如果使用也应以文案为基础。从听觉材料的复制合成过程来看,大致有以下5个阶段。

1. 文案的确定

文案的确定主要指5个方面:①诉求点,就是明确究竟传达什么信息;②表现形式,是由诉求的内容决定的,同时也受制于材料发放媒体的特点,甚至还与演播人员的语言风格有关;一般来说,视觉材料的表现形式主要有直接陈述式、人物对话式、故事讲解式、小品表演式、戏曲演唱式、相声说唱式、快板评书式、诗歌朗诵式、歌曲串唱式、话题讨论式，等等；③采用单独播出或两人、三人对话的形式；④时间长度，即材料的规格，它决定着文案篇幅的长短；⑤语言风格。

2. 音响采制

在前期，要做许多准备工作：①判断是否具备录音的主客观条件并据此加以完善。从主观方面看，听觉材料本身要有较热烈或轰动的效果，并且材料中所涉及的播音员或演员要有较好的语言表达能力。从客观条件看，需要拥有开展独创的人才和设备或能够从资料库中找到著作权人许可使用的音乐作品，等等；②对所需要的音响进行归类，明确需要采录的具体音响；③对录音设备进行检查，排除可能影响录音的各种干扰。在采制音响后，要对创作和采录来的音响素材认真、仔细地加以审听，挑选其中最理想的部分，并按照材料中的使用顺序备份，以供复制时使用。

3. 文字稿的录音

把经过修改、审定的文案进行录音。在操作过程中，创意策划人员要向播音员或演员介绍或书面提出在录音过程中要注意的事项，主要包括语速、声调的把握，情绪的控制，与其他音响素材的协调，等等。

4. 合成

在录制好文字稿以后，便进入合成阶段。做这项工作的人最好是参加采录、挑选音响的录音员，这样既省时又能保证质量。在复制合成过程中，对音响效果要以淡入、淡出为宜，不要突然出现或戛然而止。

5. 修改

复制合成后，为了慎重起见，策划人员、播音员（或演员）、录音员要一起仔细审听，与此同时，还要征求设计者的意见。可能的话，还可以听取受众和专家的意见。如果发现有不妥之处，及时加以修改。

（二）听觉材料文案创作的特殊要求

由于广播是声音媒介，其文案的创作还存在一些特殊要求，具体表现在以下4个方面。

1. 口语化

做到口语化,主要是从增强听觉材料的可说服性角度考虑的。听觉材料是通过口耳相传的方式来表达的,这就常常造成一些听觉障碍,如听不清楚、听不明白。造成这种情况的关键原因是将书面语言移植到或转换成口头语言的过程中,没有及时进行口语化的过滤。这里主要是涉及一些关键的字和词,如"愈益""倘若""彰显"等,这些对于儿童及文化水平较低的听众而言,很可能听不懂,应尽力回避,即使回避不了,也要尽量使之口语化。在这一点上,听觉材料与演讲、作报告、授课是一样的。对此,我们要注意以下 4 个方面:①少用生僻的隐语、典故和成语。②少用专业技术术语和专业名词,比如"体外膜肺氧合"就是一个绝大多数人听不懂的名词,其他还有"耵聍""脱氧核糖核酸"等也是如此。③少说过于抽象的话,不说不着边际的话。④少用深奥、拗口的字词、句,不说文言文。

2. 注意同音异义词的使用

注意同音异义词的使用,主要是从增强听众认知的准确性角度考虑的。在生活中,传播者的编码与受众的译码不一致,或者说受众曲解、误解传播者本意的现象很多。原因主要有三个:一是传播者表达不清;二是受众认知有误,如认知片面、主观等;三是受众理解发生偏差。从传播者的角度讲,不能寄希望于受众认知和理解的全面、客观,只能是尽力在表述时不至于使他们因为表述不清而出现误解。同音异义字和词的应用就很容易出现这种情况。如把上海话中的"李""吕"听成"刘",把"天天侬带(小孩)"听成"听听侬的"。类似这样同音异义的词还有很多,如果在文案中出现,应加以调整。

3. 生动活泼

力求使语言生动活泼,主要是从增强对听众的吸引力角度考虑的。要做到生动活泼,可从 4 个方面考虑:①尽可能运用特定传播对象的通用语言。我国地域广阔,语言风格各异,在不同时期还会出现一些流行语。那些有个性的生动的、健康的语言,只要适当,都可以在材料中加以应用。②多用一些朗朗上口的语言。③节奏上有所变化和起伏,做到状物感人、抑扬顿挫。④形式上不断创新。可以充分运用听觉材料的特点和优势,在形式上加以创新,如配乐广告、相声广告、广告小品、广告文艺晚会、广告诗、广告短剧等。除此以外,在语言风格上也可以创新,主要是打破正常的播音频率和"正常"的播音风格。比如,相声是我国广大人民群众喜闻乐见的曲艺形式,它通过说学逗唱这 4 项基本功,采用单口相声、双口相声和群口相声的方式,以风趣、诙谐的语言,达到引人发笑的效果。再比如,快板也是听众喜爱的一种民间艺术,又称为"顺口溜""练子嘴""数来宝"等,一般以 7 个字组成的句子为基础。如果以这种深受群众喜爱的方式做听觉材料,就可以使他们在娱乐中接受信息。

4. 适当重复

适当重复,主要是从增强听众的记忆角度考虑的。为了引起听众的特别注意,可以有两种方法:①比正常的音量高,通过音量的对比来引起人们的关注;②对某些内容加以重复,即所谓"三令五申"。重复又可以分为两种方式:①一个听觉材料在某一段时期内不断插播;②在一个听觉材料中就重点内容陈述两遍或多遍。至于重复的内容,是传播者认为最值得宣传的内容和最应提醒听众注意的内容,能够达到引人入胜的效果。

(三) 典型音响的精选

典型音响包括音乐,即材料事实特有的音响,是能够协助提示、阐明材料主题的音响。如果要制作带有音响的广告,背景音响可以没有,联结音响也可以没有,但是不能没有典型音响,这是由于它们在作品中所处的地位和所起的作用所决定的。对于典型音响,必须加以精心选择。

1. 音响必须紧扣传播主题

听众对传播内容的了解,主要是通过材料词语,而音响和音乐本身很难直接去揭示、表现传播主题,除非它利用了人物的谈话录音。大多数的音响是配合、协助文案来表现传播主题。因此,对音响的选择要紧扣主题,那种为配而配的做法其实并没有太大的意义。

2. 音响必须清晰、自然

对于音响而言,必须清晰、自然,这是保证音响效果进而保证传播效果的前提。一方面,禁止使用噪声,不要使用那些杂乱无章、单调乏味的音响去刺激人的神经,提高音响的清晰度;另一方面,采用的音响要淡入、淡出、自然、流畅,不要使人感到很唐突。

3. 音响、音乐要与材料词语融为一体

在广播广告中,材料词语就是指除音响、音乐素材之外的叙述、描绘部分,通常由电台、播音员或演员来演播。相比较而言,如果只有音响,不用语言去表达、说明和解释,听众就不能把握材料的内容、意义和作用。事实上,有很多内容是音响无法表达的,必须借助于材料词语。也正由于材料词语是听觉材料中不可或缺的、起主导作用的,音乐或音响的运用就只能尽力对广告词起配合作用。比如材料中的音乐,它主要通过旋律、曲调、和声及其声乐、器乐等不同形式,产生了不同的听觉形象,那么,在配乐时,要做到以下三点:其一,便于听众记忆传播内容;其二,便于表现人物的情感变化,补充和拓展材料词语的表现内容;其三,烘托气氛,使音乐能够展现传播内容的特点。

(四) 配音

一个听觉材料的播出,是集体劳动的结晶。在有了文案并采录了音响之后,关键就看播音员或演员的演播技巧。有声语言的表达较之书面语言的表达生动有趣、技巧性更高,需要恰当地把握语调的高、低、强、弱以及节奏的轻、重、缓、急。也就是说有声语言中包含了大量的副语言因素,有时候同一句话就可以有多种表达方式,分别表达不同的含义,甚至是截然相反的意思。演播技巧的运用,主要要做到以下三点。

第一,准确理解文案。主要从 4 个方面加以把握:一是文案的适用对象;二是材料语言所包含的情感倾向;三是文案中需要重点突出的字、词、句;四是文案各个部分内容之间的关系。对此加以准确理解,可以据此决定语气、语调音量、语速等。

第二,学会合理断句。对于语言来说,既要做到说的人不吃力,又要做到听的人不费力。做到这一点,长句子是不适合的。一方面,文案创作中要多用动词,少用形容词、副词;另一方面演播人员也要学会合理断句,在不损害文案基本意思的前提下使长句子变短。

第三,总体上语调要柔和舒缓。在这一点上,它与新闻播音是不同的。新闻播音相对较为严肃,而传播材料的配音则较为活泼,充满温情。

—— 案例 1 ——

"长三角公共卫生（网络）电台"作为国内首个区域化、以公共卫生为主题的网络平台，从区域化联动为切入点，聚焦"健康理念、健康风尚、健康生活方式"的养成，依托融媒体平台传媒，推动沪苏浙皖 4 地健康科普资源的共建共享。"长三角公共卫生播报""健康摇摇乐""健康西游降妖记""二十四节气话养生"等 10 大栏目，涵盖健康生活，为长三角乃至全国人民带来最权威、最及时、最有用的健康资讯与科普知识。在此分享该平台某期节目的脚本。

季节交替防流感、开学"健康实用手册"、关注儿童青少年肥胖问题、常用调味品储存注意事项

欢迎收听、收看《长三角公共卫生播报》。季节交替，气温多变，宁波疾控提醒市民积极预防流感。日常生活中应注意个人卫生，养成勤洗手、打喷嚏或咳嗽时用手帕或纸巾轻掩口鼻的卫生习惯。尽量避免接触流感样病例患者。若出现流感样症状，应立即停课或离开工作岗位，避免接触他人，同时佩戴口罩及时就医。此外，建议市民尽可能接种流感疫苗。

新学期开始了，如何做到个人防护，学习健康两不误？上海市健康促进中心提醒大家加强自我防护。日常生活中仍要坚持规范戴口罩、勤洗手、打喷嚏遮口鼻。校园中避免扎堆说笑、拥抱嬉戏，保持适当距离。家长接送等候学生时，也应规范佩戴口罩，尽量不扎堆，不聚集。密切关注自身和家人健康状况，记录健康状况和活动轨迹。确认体温正常再出门，在校期间如出现发热、咳嗽等症状，应立即佩戴口罩，做好防护措施，及时报告学校。遵守防疫规定，来沪返沪师生应按学校管理要求，规范落实防控措施。按照学校防疫规定，做好体温测量、扫场所码、核酸检测等。保持健康的生活作息，坚持适量运动，注意科学饮食，确保食品安全、多喝水。保持良好卫生习惯，做好教室、寝室、房间清洁卫生，多开窗通风，每天不少于 2 次，每次不少于 30 分钟。

很多家长认为，孩子白白胖胖是福气的象征。安徽疾控提醒，肥胖可引起儿童青少年高血压、高血糖、高尿酸血症、脂肪肝、肌肉与骨骼发育不足等，增加心脑血管疾病、骨质疏松等慢性病过早发生的风险，对健康造成威胁。为预防儿童青少年肥胖，建议家长有意识地帮助孩子养成科学的饮食行为，6月龄内健康婴儿提倡纯母乳喂养，满6月龄要及时、适量、循序渐进地添加辅食。坚持规律进餐，减少高油、高糖、高盐食物摄入，少吃或不吃零食，多吃蔬菜、水果，少喝含糖饮料。养成健康的睡眠习惯，培养健康的生活方式，适度开展户外活动，提倡家长与儿童共同运动，营造良好的家庭运动与健康生活方式的氛围。此外，儿童应定期接受健康检查，一旦发现超重，应在医生指导下尽快采取饮食、运动等干预措施。

调味品是厨房必备品，但存放不当不仅会影响食物风味，还会危害身体健康。淮安疾控提醒市民，液态调味品如生抽、醋等最好选用玻璃容器装，使用后拧紧瓶盖，放在通风干燥处避光保存。晶体状调味品如食用盐、白糖等要注意防潮，以免结块影响使用和风味。开封后取适量放于调料盒中，摆放在阴凉干燥处，剩余的密封保存即可。花椒粉、胡椒粉、十三香等含有大量的挥发油类，容易招虫和发霉，应干燥密封、置于阴凉处保存；使用前建议用清水冲洗一下，确保卫生。酱类调味品，如黄豆酱、番茄酱、花生酱等开封后应放在玻璃容器中密封好，冷藏保存，避免用不干净的餐具取用。小葱、姜、蒜等新鲜调味品最好随用随买，如已腐烂或发霉，虽仍有辛香味，也不要继续食用。

以上就是今天的《长三角公共卫生播报》的全部内容，《长三角公共卫生播报》由沪苏浙皖三省一市卫生健康委支持，阿基米德传媒与相关健康促进、疾病预防部门、医疗机构以及长三角之声广播频率共同打造，力求为长三角乃至全国人民带来权威、及时、有用的健康资讯与科普知识。感谢您的收听！更多相关信息，敬请关注《长三角公共卫生（网络）电台》，请收听收看！

二、视听材料的制作

（一）视听材料的制作过程

从视听型材料的制作过程来看，大致可分为5个阶段。

1. 筹划

在这一阶段，主要是确定材料主题，确定播出日期、周期和频率，确定成片的长度或规格，确定具体的策划和创意人员以及具体的运作进程，确定经费预算等等，使节目制作人、导演、编辑等人员能够开展先期思考。

2. 脚本的创作

视听材料制作首先必须有一个脚本。所谓分镜头脚本，就是文字初稿和故事草图，又称摄制工作台本，它是将文字转换成立体视听形象的中间媒介，是材料拍摄的蓝本。分镜头脚本的基本任务是根据解说词和文字初稿来设计相应画面，配置音乐和音响，把握整个成片的节奏和风格等。视听材料是由一个个镜头或画面组成的，而每一个镜头或画面都要表达一个基本的情节或意思，那么都应以故事草图的方式作分段表达，故事板应配合解说词，还应附音乐、音响效果，场景安排等，初步具备拍摄的雏形。分镜头脚本的创作和设计要考虑4个基本要求：一是充分体现创意的意图思路和风格；二是分镜头之间必须清晰、流畅、自然，而且连接必须明确；三是画面形象须简洁易懂；四是对话、音效等标识要明确，而且应该标识在恰当的分镜头画面的下面。

—— 案例2 ——

"黄金4分钟"分镜头

【镜头一】

画面内容1：医院大门，医生进入。场景：医院大门。解说词：解决病痛，是我的职责。

画面内容2：团队医生讨论工作。场景：体检部小会议室。备注：医生团队4人左右配合。

画面内容3:医生给患者看病。场景:专家诊室。备注:一名患者配合医生诊治。

【镜头二】

画面内容:医生给居民讲健康科普课。场景:活动中心教室。解说词:健康科普,是我的专长。备注:10名医生＋社区居民配合,10名医生均穿绿色全科医生服。

【镜头三】

画面内容:医生在模拟人旁边,上急救培训课程。场景:活动中心教室。解说词:推广急救,是我的使命。备注:5~6名社区居民配合,穿黄色志愿者背心。

【镜头四】

画面内容:骑行。场景:户外。解说词:我,是褚天运,一个喜欢与时间赛跑的人。备注:准备骑行服。

【镜头五】

画面内容:字幕——生死时速的黄金4分钟。

【镜头六】

画面内容1:医生讲课。场景:5楼病房走廊。解说词:健康公开课,听我说健康。大家好,我是本期"健康公开课"的课代表褚天运。今天,我要跟大家聊聊心脏骤停的"黄金4分钟"该如何抢救。备注:准备白大褂。

0~4分钟:黄金时间
不会出现脑损伤

0~1分钟:
心跳暂停

4~6分钟:
有可能出现脑损伤

6~10分钟:
脑损伤的概率很大

超过10分钟:
脑组织损伤不可逆

画面内容2:配图(见左图)。场景:5楼病房走廊。解说词:为什么说是"黄金4分钟"呢? 因为心脏停止跳动一旦超过4分钟,大脑就会发生不可逆转的损伤,哪怕最后挽救了生命,而长时间的缺血、缺氧,也会留下严重的后遗症。4分钟,240秒,命悬一线,分秒必争! 备注:准备白大褂。

【镜头七】

画面内容：一个人倒在地上，一群人围观，围观群众窃窃私语，没有人上前帮助。男青年 A 路过……

【镜头八】

画面内容1：医生继续讲课。场景：救护车、户外。解说词：告诉大家一组对比数据。美国每年大约发生 60 万例心脏骤停事件，但全国平均抢救成功率达到 15％，个别大城市的抢救成功率可以达到 50％。我国每年大约发生 54 万例心脏骤停，而像北京、上海这些大城市的抢救成功率也不到 1％。

这到底是为什么呢？在中国，面对意外的发生，大多数人的态度往往只是旁观，就算是具有一定急救技能的人，真的到了关键时刻，也总是犹豫再三。担心自己会不会处理错误，造成伤员的病情更严重？担心会不会存在法律风险，迟迟不肯迈出那勇敢的一步……备注：准备白大褂。

画面内容2：全景条例图。场景：救护车、户外。解说词：根据《上海市急救医疗服务条例》第 42 条规定：鼓励具备急救技能的市民，对急危重患者实施紧急现场救护，紧急现场救护行为受法律保护，对患者造成损害的，依法不承担法律责任。所以，面对急救患者，请您不要迟疑！备注：准备白大褂。

【镜头九】

画面内容：男青年 A 冲上前去，对躺在地上的患者开始实施心肺复苏急救。心里默默念着，1001、1002……备注：使用简易动画。

【镜头十】

画面内容1：医生讲解心肺复苏 5 步骤。场景：红十字会培训室。解说词：心肺复苏 5 步骤，请您一定要牢记。备注：准备白大褂。

画面内容2：第一步，判断反应。场景：红十字会培训室。解说词：第一步，判断反应。备注：准备白大褂。

画面内容3：示范动作。场景：户外草坪。解说词："先生，你好，先生，听得见吗？"备注：准备模拟人，医生穿便装。

画面内容4：第二步，判断呼吸、脉搏。场景：红十字会培训室。解说词：第二步，判断是否有呼吸、脉搏。备注：准备白大褂。

画面内容5：示范动作。场景：户外草坪。解说词："1001、1002、1003……"备注：准备模拟人，医生穿深色便装。

画面内容6：第三步，进行求助。场景：红十字会培训室。解说词：第三步，向周边人进行求助，拨打120，寻找AED。备注：准备白大褂。

画面内容7：示范动作。场景：户外草坪。解说词：请帮忙拨打120，请帮忙寻找附近的AED设备。备注：需要4～5人配合。

画面内容8：第四步，胸外按压。场景：红十字会培训室。解说词：第四步，开始胸外按压。备注：准备白大褂。

画面内容9：示范动作。场景：户外草坪。解说词：将一只手的掌根放在患者胸部的中央，将另一只手的掌根置于第一只手上。按压时双手臂伸直，垂直于胸壁，用腰部的力量向下按压，成人按压频率为至少100～120次/分钟，深度为5～6cm。按压30次为一组。按压后让胸部充分回弹。备注：准备模拟人，医生穿深色便装。

画面内容10：第五步，人工呼吸。场景：红十字会培训室。解说词：第五步，进行人工呼吸。备注：准备白大褂。

画面内容11：示范动作。场景：户外草坪。解说词：顶下巴，开放气道，捏鼻孔，包住嘴，吹两口气。备注：模拟人，医生穿深色便装。

画面内容12：第五步，人工呼吸。场景：红十字会培训室。解说词：反复进行30次胸外按压＋2次人工呼吸的心肺复苏急救流程，直到AED或者120急救车到达。备注：准备白大褂。

【镜头十一】

画面内容：闪回：求助寻找AED，漫画处理。

【镜头十二】

画面内容：讲解＋AED特写。场景：活动中心AED前。解说词：AED，学名为自动体外除颤器。90%以上的心脏骤停，都是由心室颤动引起的。

发生心脏骤停可能在任何时间、任何地点,等医生赶到基本上都错过了最佳的救治时间。而 AED 是全自动的,只要您跟着语音提示和屏幕显示,就能操作。美国心脏病协会认为,学用 AED 比学心肺复苏更为简单有效。备注:准备白大褂。

【镜头十三】

场景:户外草坪。解说词:打开 AED 电源,连接电极片,请所有人员散开,分析心律,充电,按红色按钮电击。注意:不要碰触患者,不要让患者接触导体。备注:准备模拟人、便装,4~5 人配合。

【镜头十四】

画面内容 1:全屏背景(上海地图,带 AED 标注)。解说词:在上海,现有 AED 设备千余台,分布于各个公共场所。

画面内容 2:手机演示,查找 AED 地图。解说词:您可以打开"上海市红十字会"公众号,实时查询到最近的 AED(边说边演示)。备注:准备手机、白大褂。

【镜头十五】

画面内容:救护车赶到,患者被救护车救走。男青年 A 站了起来。胸前的红十字徽章闪了一下光!

【镜头十六】

场景:红十字会培训室。解说词:最后,我郑重呼吁大家,请您积极参加红十字会的专业急救培训课程,学习更加规范的急救操作。生活中,无论是您的亲人朋友,还是路上偶遇的陌生人,都有可能需要您伸出援手,抓紧那黄金 4 分钟!备注:准备手机、白大褂。

【镜头十七】

解说词:今天的《健康公开课》就是这些,感谢您的收看。

3. 制作

一旦脚本获得通过,就要选择制作单位来拍摄。制作单位首先要拟定一个拍摄计划,并对成本加以评估。这将涉及拍摄中的所有项目,如摄影、照相、美工、音乐道具、演员、化妆、选景、布景、音响编辑、化妆等。其中比较主要的有以下4个方面。

第一,角色分配。拍摄多数时候需要演员,有的是表演,有的是作解说或"旁白"。在角色分配的问题上,要注意5个方面:一是在脚本创作时应对选哪一种类型的演员有一个合理、清楚的概念,并能准确地对演员进行描述;二是在选用名人尤其是影视圈中的明星要慎重,关键在于为了防止名人的形象或声音等喧宾夺主,从而掩盖了需要推广的信息;三是考虑成本的因素,名人的要价一般较高,鉴此,有的在拍摄中更多地采用卡通制作,以及使用特技以产品为基础进行拍摄;四是广告中人物之间的关系要合理界定。

第二,选景。选景是一项既费时又困难的工作,分布景和选外景两个方面。其中内景的选择相对比较简单,外景的选择相对比较复杂,有的甚至需要到山郊野外乃至境外拍摄,还有的是在闹市区。在选景过程中,要对景点加以合理布置。

第三,拍摄。在拍摄过程中,除了演员以外,导演、摄像师、制片人发挥着重要的作用。在具体的拍摄中,要弄清"镜距",一般分为远景、全景、中景、近景、特写等5种,其中远景的作用主要在于揭示场面的辽阔和深远;全景的作用在于清晰地显示人物或人物之间完整的运动状态;中景比较适中,其场景看起来远近适当;近景则能够清楚地了解人物面部表情和其他近距离的拍摄对象;特写的作用在于放大人物的面部表情,或者人体或物体的某个局部,以强化人们对这个局部的印象。镜头角度可分为平视、俯视、仰视和混合运用4种。动画镜头的运动一般有两种方法:一是纵深运动,包括拉镜头、推镜头、跟镜头3种方式;二是平行运动,主要指摇镜头。通过镜头进行叙事的方法如同写小说那样,主要有3种:一是顺叙,即按照事件发生的时间顺序来编排故事;二是插叙,即在故事的中间进行穿插说明;三是倒叙,即先制造一个悬念,或者交代某个结果,然后再进行说明和解释。

第四,录音。视听材料的录音工作常与拍摄分开进行,因为在拍摄过程中为达到口语化,有些不合适的话也会被录进去,一般来说,视听材料的录音由语言、音乐、音响效果组成。

4．成片

一天或两天的时间就能拍摄出很长的片子，一旦初片拍成，通常第二天，未经剪辑的样片就出来了。下一步就是将初片准确地剪辑为合适的长度，并与录音合成起来。最初，剪辑与录音这两项工作以一种"双脑"形式平行开展，没有完全结合起来，在这一阶段，不需要进行再处理就能独立地修改其中任何一部分。现在是将两者结合起来考虑，使其在画面、解说词、字幕、音乐、音响乃至色调方面浑然一体，形成样片。现在计算机技术比较发达，为材料的后期制作提供了全新的手段。

5．审片

视听材料的制作是受客户委托进行的，那么在形成样片之后，要提交给客户审查。一旦审查通过，并接受有关部门的核验，即可播放。

（二）视听材料文案创作的特殊要求

视听材料文案存在三种表现形式：第一，解说词，是材料画面的背景语言，用于对出现的画面进行讲解、延伸或补充，以加深观众对画面的理解；第二，演词，即画面中演员或拟人化事物的独白，或者是人物之间的对白，借画中人物来传达观念和信息；第三，屏幕文字，即把信息以文字形式显示在屏幕上，或在片头、片尾打出，或叠印在画面上。

对于文案创作而言，除了要体现关于文案创作的总体要求外，还要紧扣视听材料的特点，主要有4个方面的特殊要求。

第一，内容简短。视听材料的长度较常见的有3、5、8、15、30秒5种规格，由于人们在收听或收看某一信息时，往往有一个心理准备期，所以，3、5秒的材料并不太适合，而超过30秒的视听材料显得比较冗长，因而，视听材料一般以8、15、30秒这三种规格居多。如果按每秒4个字的正常播音频率，30秒的成片中解说词及演词的语言文字部分就不超过120个字。事实上，视听材料不等同于听觉材料，不可能从头至尾都用语言来表现，中间有停顿，因此内容还应压缩。这样，语言部分一定要简短。至于有些内容，则可以通过屏幕文字来显示。

第二，注意一定的听觉效果。视听材料中的解说词和演词是以声音形式来表现的，因此就要加强听觉效果，遵循听觉材料文案创作的要求，如口语化、注意同音异义词的使用、生动活泼、适当重复，但在内容上要更加简练。

第三，屏幕文字的运用要适当。一般来说，屏幕文字的运用要注意5个方面：①文字一般在屏幕两侧或下端，或者在不影响画面的前提下出现在画面的周围；②字体的选择要根据传播内容的特点，同时不宜采用装饰体以及笔画过于纤细的字体，以便于识别；③有些文字可通过其他形式表现；④文字的色彩、大小、变形等可以采用一些艺术性手法；⑤屏幕文字显示的时间要与画面的切换和解说词的出现有效衔接。

第四，视听材料图像重在突出画面，而文案部分只是起辅助作用。

（三）视听材料的编辑与合成

视听材料的质量取决于多种因素，如布景与拍摄、创意与构思、解说与配音等。但是，质量的高低并不是取决于单一的某一要素的运用，而是各种因素的综合。这些都需要较好地加以编辑。

在视听材料的编辑过程中，首先要明确其表现形式。归纳起来，大致有推荐式、示范式、展示式、生活片段式、歌曲式、悬念式、动画式、幽默式、木偶式、情感式等。究竟选择哪一种表现形式，既要看材料的诉求内容，又要看材料的诉求对象，还要看材料中准备聘请的代言人或演员年龄、性别、相貌与气质、语言的音质与风格，等等。每一种都可以用语言、文字、音乐、音响、画面乃至图表、数字加以表现。此外，还可以采用一系列的特技效果。

在视听材料作品中，画面是最重要的要素。画面作为一种特殊的语言，它有自己的"语法"和逻辑关系。语言文字表达意念的基本单位是"词"；画面语言的基本单位是"镜头"。镜头在独立存在的时候就像单词一样，只能表达一个简单的意思，如果把分散镜头所拍摄的不同画面组接起来，并连续下去，最后完成表达的任务，这就是通常所说的"蒙太奇"。作为编辑，应能熟练地运用蒙太奇的技巧和手法，才能把拍摄的影片或录像资料整理成形象的语言，变成完整意义上的视听材料。视听一般分为静片和动片两种。所谓静片即静态的照片拍摄，与幻灯片一样，制作比较简单。动片即动态的影视摄影，相对较为复杂。从效果来看，动片比静片好，因此，我们所看到的绝大多数视听材料采用的是动片。

仅仅只有画面并不能使观众清晰地了解画面的真实含义,也不能了解画面之间的逻辑关联,这就需要解说词、演词或屏幕文字的帮助。声、画、字的合一,关键要看画面,以画面作为基础,来搭配其他要素。在搭配过程中,要注意 4 个方面:其一,在画面中涉及人物形象时,用演词,没有人物形象时,则用解说词;其二,在同时刺激视觉和听觉器官时,人们更关心的是视觉,而不是听觉,这是注意力分配中的普遍现象,因此解说词和演词应紧密结合画面,而且语言要精练;其三,文字要在需要重点强调某一内容时推出;其四,由于视听材料一般较短,不宜采用长镜头,而应该较快地切换画面,远景、全景、中景、近景和特写交错使用,画面中的演词与画面外的解说词也应随之调整。录音有些是在现场进行,大多数在录音棚中进行,对编辑来说关键的是时间的合理分配和整体把握。每一句话所占用的时间都要进行精确计算,做到与画面的切换恰到好处。至于语音清晰、语调抑扬顿挫、语速有序、语气舒缓这些技术上的要求,同样也是必须强调的。

音乐的选择和运用也是视听材料诉求以及诉求能否成功的重要因素。从制作角度而言,音乐可以在资料库中查找,也可专门谱曲录制。前者一般作为背景音乐使用,后者相当于为这一材料特制的,成为其一个重要组成部分。另外,因为版权、政治等原因,材料配乐变得越来越敏感,所以,必须正确地、合理地去发挥它的作用。

第二节　视听材料的发放和使用

视听材料的媒介多样化是近年来发展的大趋势,传统媒体、新媒体以及二者的融合都是重要的组成部分。传统媒体以电视、广播等为代表,是对机械装置向社会大众进行信息传播渠道的总结与概括;新媒体则以手机、网络为代表,指的是近年来因科学技术的不断发展而得到应用与普及的新型媒体的总称。相关研究表明,传统媒体在新媒体的冲击下,其发展受到了一定程度的限制。传统媒体缺乏互动性,大多表达为信息的单向与线性传播,社会大众的自主选择性较少,信息接受的过程较为被动。由于传统媒体的各种问题与缺陷逐渐暴露,新媒体的出现一定程度上解决了这些问题。在科学技术发展的支持下，以综合性、时效性与互动性为特点的新媒体优势逐渐扩大，实现了数据的全面、精准传播，满足了社会大众的互动需求，群体针对性相对更强，使得信息的实效性得到了充分的保障。目前，为确保二者的可持续性发展，已经有相关专业人员试图将二者优势相结合，从而以融媒体的形式来保证公益广告发放的效率与效果。

（一）传统的广播电视媒体

在新媒体的冲击下，广播近年来有所影响。但是，广播有其独特的优势：一是广播伴随收听行为明显，收听时间不断增加；二是广播受众收听习惯稳定；三是广播的听众不"躲避"广告，所以遇到类似广告的健康传播资料时比较少地换台。

同样的，电视传播也有其独特的优势：与广播、新媒体的受传者相比，电视观众更少受到文化程度、年龄、性别的制约；此处，一般以家庭为单位进行收看，这保证了材料的到达率。

（二）网络媒体

互联网平台媒体是信息时代的阶段性成果。超级链接、网站轮播图等技术一定程度上拓宽了视听材料发放的渠道、丰富了视听材料的发放形式。越来越多的企业实施了在 web 网页、软件、空间甚至是输入法上植入视听材料的计划并取得了一定的成果。交互性是网络视听材料的最大优势。网络信息的双向选择性使得社会大众可以根据自己的喜好来选择相关的新闻信息、浏览感兴趣的公益广告；网络大数据的收集使得视听材料的推送更加具有针对性。网络视听材料的发放在一定程度上打破了时间和空间的限制，其表达形式多种多样，动态文字、音频、影像的综合运用增强了视听材料的吸引力和感染力。除此之外，网络视听材料从本质上来说是数字信息化的视听材料，其制作的过程较为便捷，成本也相对较低，这是传统媒体无法达到的效果。近年来，电子竞技作为网络发展的衍生行业已经成为流行趋势。越来越多的青年人投入这个行业中。与此同时各种类型的网络游戏开发活动也越发积极地进行。网络游戏已经成为青少年重要的娱乐方式。在各种网络游戏中的商业视听材料层出不穷，相关研究人员应当借鉴商业性广告的成功经验,将视听材料以游戏角色操作和游戏情节等形式展现出来,不仅让网民体验到游戏的乐趣,还能潜移默化地影响游戏玩家从而引导他们体验健康行为带来的乐趣。以网络游戏为例的这一网络媒体发展新趋势可以说明,寓教于乐的形式可以加大视听材料的传播效果,也是健康传播发展的新契机。

(三) 手机媒体

智能手机的更新换代无疑透露出人们对手机的依赖程度日益加深。人们通过手机可以更快、更便捷地掌握实时信息。手机作为最有群众基础的新媒介已经成为视听材料发放的重要途径。大数据背景下,相关卫生机构通过手机可以快速获取用户相关信息并更有针对性地为用户提供相应的服务,其信息精准传达与时效传播得到了保障。手机的互动性强且便于随身携带,尤其是 5G 的开发与应用使得手机媒体的实际应用价值得到了大大地提升。视听材料的传播也随着手机媒体价值的提升得到了发展。抖音等视频平台的普及使得视听材料传播的受众更广、范围更大、效果更加明显。直观生动的视频更加贴近群众的生活,在不知不觉中影响着人们的思维方式与行为准则。

(四) 跨媒体发放途径

跨媒体指的是在不同媒体之间进行信息的交流和互动,其中包括两个层次的内容。一方面,不同媒体之间的竞争日益增强,无论是谁的发展都受到了一定程度的阻碍,视听材料的交叉传播已经成为比较普遍的情况;另一方面,交流和互动可以发展成为不同媒体之间的共同协作,不仅便于视听材料的发放,还可以促进融媒体的形成与发展。为适应不同群众的喜好和实际需求,应该综合加强不同媒体之间的交流与互动。例如在车载网络电视上投放的视听材料也可以在写字楼和机场同时交叉投放,在贴近民众生活的同时增加受众的接触面积,这无疑促进了健康传播视听材料的传播与传播媒体的发展。视听材料的整合传播可以带来更大的影响力和冲击力,在一定时间内的影响效果和范围都会大大提升。视听材料发放的普及率得到了有效保证。媒体的组合使得一个完整且立体的信息网络逐渐形成。多媒体的交互作用可以对受众的感官进行强烈刺激,对提高健康传播效果的影响力有重要的作用。信息的完整性也在发放的过程中得到了保障,并且还可在一定时间内维持视听材料发放所达到的社会效益。

(五) 户外媒体

户外视听材料是城市形象品位、建构城市文化的重要发放媒体之一。户外视听材料在美化城市环境的同时可以提高社会公众的整体素质。户外视听材料大多以普及科学、法律、社会道德与规范等方面的内容为主,是构成城市景观的重要组成部分,在建设现代化城市精神文明的工作中有重要的现实意义与价值。户外媒体一般占据城市的窗口地段,与周围建筑的风格与色彩搭配更容易抓住受众的眼球。户外视听材料的创作空间更大,便于创作人员想象力的充分发挥,可以在流量较大的地段不经意地让过路人注意到它的存在,保证了视听材料的高接触率。新技术使得单一的视听材料设计出现了新的发展趋势。户外屏幕、地铁站视听材料牌、滚动视听材料灯箱等都是近年来的流行趋势,不仅增添了动态视觉效果,更给人以新鲜感和趣味性,利于公益效果的传播。要做好户外视听材料设置规划,需要对视听材料投放区域的建筑风格、城市景观设计和道路交通情况都有更为深入的了解。与此同时应当采用户外视听材料分时模式,根据城市不同功能区的不同需求将户外视听材料发布时间划分为等长的多个时段进行高频次的投放,从而达到更好的传播效果。

第三节　视听材料的效果评估

健康传播材料的最终目的都是为了促使人们摒弃不健康的观点和行为,形成健康的态度和行为。这里所说的健康传播视听材料效果评估,是指评价和测量传播材料目标实现的程度。由于视听材料常用到的方法如问卷调查法、用户行为分析、视向测试、小组访谈等在第三章第二节已有详细介绍,本章仅就视听材料效果评估时常用到的指标进行阐述。

健康传播视听材料的目标在传播活动实施之前就应该予以设定,包括受众到达、受众认知、受众态度、受众行动以及其他相关的定性和定量指标。

　　健康传播视听材料的目标是通过向受众传递健康观念和行为从而提升受众的健康意识、促成受众的健康行为。参照广告学的效果评估指标模型和消费者行为模型,这里提出了健康传播视听材料效果评估指标的 5 个基本层级:到达、认知、态度、行动、关联。具体而言,首先,健康传播视听材料需要让受众进入信息场景,有机会接触到信息,这就是健康传播视听材料的"到达"效果;然后让受众关注到健康传播视听材料的存在,这是"认知"效果;受众对健康传播视听材料的内容给予好感、理解和认同,这是"态度"效果;受众产生搜索、互动、响应、分享等行为,这就是"行动"效果;最后,材料产生的影响还会涉及参与的执行者、发布者、赞助者以及决策者,我们称之为健康传播视听材料的"关联"效果。健康传播视听材料效果评估指标体系可以围绕这 5 个层级展开。

一、到达效果

　　"到达"是指进入信息场景有机会接触到信息的受众数量和质量。本质上来说,"到达"属于媒体效果,而非材料本身的效果。在健康传播视听材料效果评估指标体系中,"到达"包括"场景到达"和"材料到达"两个方面:"场景到达"的相关指标有媒体投放时长、媒体可覆盖人群数量和质量、网页浏览量、页面停留时间等;"信息到达"的相关指标有收视率(收听率、阅读率)、视听材料曝光率等。"到达"阶段的主要评估方法有用户行为分析、问卷调查、视向测试(眼动追踪)等。

二、认知效果

　　"认知"是指受众对健康传播视听材料及内容的知晓程度,也就是健康传播视听材料本身对受众认知的影响程度。主要评估指标包括材料知晓率和知晓渠道、话题讨论数、内容关注程度、知晓程度等。认知阶段主要的定量方法包括用户行为分析、问卷调查、视向测试(眼动追踪),定性方法有小组访谈和社群聆听等。健康传播视听材料内容通过不断暴露,引起受众关注,引发受众对健康传播视听材料话题的讨论,从而改变受众对健康观念的认知。认知效果的评估还可分为健康传播视听材料传播前、传播中和传播后 3 个阶段进行实施,对比受众对健康观念的认知变化可以评估健康传播视听材料对受众认知的影响。如健康传播视听材料"孩子不是你的缩小版,儿童要用儿童药"意在号召全社会关注儿童安全用药问题,我们可以通过问卷调查或实验研究等方法考察观看该材料投放后是否有更多受众开始关注儿童安全用药这一问题,观看该材料的受众对"应重视儿童安全用药"的认知是否发生了变化,从而评估其效果。

三、态度效果

态度层面的效果是指健康传播视听材料在好感度、理解度和认同度等目标的达成程度。"态度"阶段的主要评估指标有好感度、内容正确回答率/理解度、认同度等。主要评估方法有问卷调查法、实验法、社群聆听、心理测量等。内容正确回答率即受众观看视听材料后正确回答某一问题的比例。如前例中"孩子不是你的缩小版,儿童要用儿童药"广告,受众在关注健康传播视听材料之后,正确回答关于"儿童应该如何用药?"这一问题的比例较之收看前及收看中的阶段有所上升,上升的这部分差值就是该健康传播视听材料实现的态度效果。

评估健康传播视听材料在态度层面效果的另一指标是受众对内容的认同程度,即受众对视听材料传递的价值主张认可的程度。可通过社群聆听、调查法或实验法等手段测量受众观看前后的情绪和态度变化,评估内容是否引起受众对某一健康观念态度的变化(历时性比较);还可以通过对比看过某视听材料的受众和没看过材料的受众对同一健康观念的态度来评估健康传播视听材料对受众态度的影响(共时性比较)。

四、行动效果

健康传播视听材料传递的价值主张不仅要改变或维护受众原有的思想,还试图引起受众行为的变化。健康传播视听材料传递的是观念和行为,通过改变受众观念促成行为,是健康传播视听材料的最终目标,也是评估健康传播视听材料效果的一项重要指标。

根据相关研究,健康传播视听材料的行动效果指标可细分为搜索、互动、响应、分享 4 种类型。

　　首先是搜索行为。该指标可以用关键词搜索量、活动网站访问量、百度指数或微信指数来评估。明星出演的健康传播视听材料、健康类公益广告往往更能引起受众的主动检索。以器官捐献为主题的健康传播视听材料为例，当受众观看《妈妈的心跳》，接受其表达的主题"器官捐献——爱，让心跳不止"后，就有可能产生主动搜索的行为。在广告投放期间，"器官捐献"关键词的搜索量、器官捐献志愿者登记网站的访问量都是评估该健康传播视听材料引起受众行为变化的有效指标。搜索行为分为有效搜索和无效搜索。在有明星出演的健康传播视听材料播出后，受众有时会搜索参演广告的明星人物，如果这种搜索行为不是健康传播视听材料原本的目的，且搜索结果不能和健康传播视听材料主题有关联，那就是一种无效搜索行为，应该从健康传播视听材料效果中排除。明星出演的健康传播视听材料，传播的重点不是明星的公益形象，而是主题和内容。因此，关键是公众记住了哪些口号，接收哪些观念，而不是记住明星本身。

　　其次是互动行为。通过来电来函记录、用户行为分析等方法收集受众的来电、来函、评论、点赞、重播和下载等行为，以此来评估受众的互动行为。

　　再次是响应行为。受众关注健康传播视听材料并产生兴趣后，需要评估的就是受众是否将健康传播视听材料传递的观念和行为转化为自身的行为，即受众对诉求的现实响应。主要评估指标有活动参与数、响应行动转化率等。常用评估方法有问卷调查法、用户行为分析等。在响应阶段，如果受众接受"器官捐献——爱，让心跳不止"这一价值主张后，在器官捐献志愿者登记网进行了登记，这就是一种有效的响应行为。响应行为是健康传播视听材料效果评估中最重要的行为效果指标之一。

　　最后是分享行为。此处的分享包括线上的转发分享，也包括在线下向他人提及广告相关信息。线上分享行为的测量用网站用户行为分析即可实现，线下分享行为的评价可以通过问卷调查法实现。

五、关联效果

　　健康传播视听材料的目的除了改变个人的行为或观念外，还要力图形成深远的社会影响,因此有些在一般广告效果测定中不被重视的指标可以在健康传播视听材料活动中加以利用。健康传播视听材料关联效果的评估主要包括决策影响(政策变化)、预期寿命的改变、某慢性病发病率的下降等。关联效果评估数据一般通过第三方数据报告(卫生统计年鉴)等渠道来获得。

── 案例3 ──

利用微信平台传播一种金山方言健康教育视频的效果评估

【背景】金山故事是上海市金山区优秀民间文学之一。2016年上海市金山区疾控中心联合辖区某金山故事创作团队共同开发金山方言版专题健康故事系列视频,取名为:"金山'话'健康"。每段视频一个主题,时长7~13分钟。为有效利用金山"话"健康视频,利用区疾控中心官方微信公众号推送及朋友圈转发相结合的传播形式,在线上推广"合理膳食"专题视频(时长7分6秒)。在此基础上,开展网络评估调查,以了解微信平台传播金山"话"健康视频的效果,明确自主开发健康教育视频材料的信息传播效果及被认可程度,为民俗文化特色传播材料的开发、传播和应用提供依据。

【评估方法】首先,将该专题健康教育视频及调查链接推送到朋友圈传播触及的微信用户。在视频于微信平台进行传播的同时,利用调查问卷通过问卷星网站进行线上调查,收集评估数据。调查内容包括个人基本情况、观影后知识掌握和态度持有情况、材料效果评价、传播方式评价4个部分。健康传播材料效果评价选用通俗性、指导性、适宜性、民俗特色、整体满意度5个指标;每个指标设定5个级别选项,各级选项依次赋值为20、16、10、4、0,各指标最高得分20分、最低得分0分,总分最高分100分、最低分0分。针对微信播放金山"话"健康宣传片的健康传播形式,以观众喜爱程度为指标,设定5个选项进行调查,以了解观影者对此类健康传播形式的评价;设定的5个级别选项依次赋值为10、8、5、2、0,最高分10分,最低分0分。

【结果】在传播效果方面,针对视频的主要传播知识内容,设定三个问题:"您认为隔夜饭菜能吃吗?""您平时购买有外包装的食物会注意看营养标签吗?""您是否今后会尝试着做饭的时候少放些油和盐?"调查显示,完整观看视频的人群的"隔夜饭菜不能吃"的知识知晓率、"购买食物注意看营养标签"的健康行为形成率都高于部分观看和完全没有观看视频的人群。在材料效果方面,观看过视频的2698人中,88.44%的观众表示金山话通俗易懂,95.57%表示信息内容简单明确,89.66%表示视频对今后的认识和行为会有帮助或影响,85.80%表示视频的形式适合自己,85.88%表示视频具有金山的民俗特色,85.54%表示对视频材料的整体感觉满意。在传播形式方面,70.83%的观众表示喜欢这种微信播放健康宣传片的形式。

参考文献

[1] 陈亦芳,吴龙辉,王海燕,等.利用微信平台传播一种金山方言健康教育视频的效果评估[J].健康教育与健康促进,2018,13(4):333-335+348.

[2] 刘绍庭.广告运作策略[M].上海:复旦大学出版社,2009.

[3] 张潇叶.浅谈传播学视角下的公益广告媒介[J].新闻传播,2020,(3):77-78.

[4] 朱磊,曹琳爽.跨场景公益广告效果评估指标体系构建研究[J].南方电视学刊,2018,(1):27-30.

第九章

实物材料制作的评估

　　健康传播材料形式多样,包括平面材料、视听材料、实物材料,以及新媒体材料等。其中实物材料又分为有健康教育意义的物品,如人体模型,仿真食物模型,膳食模型工具,限盐勺、控油壶、腰围尺等健康工具包,以及印有健康传播信息的物品,如挂图、年历、扑克牌、扇子、书签、纸杯、杯垫、钥匙扣等。健康教育实物材料不同于其他宣传物料,它将健康教育信息融入宣传品的制作中,让宣传品不再是单纯信息堆积及传输的媒介。实物材料对设计的创新性越发受重视,这也使得实物材料的应用范围更加广泛,如应用在开展公众健康教育活动、课程和讲座中。实物材料不仅是在设计形式和思路上不断进行转变,更是健康教育渠道的拓展、宣传内容在健康教育工作中的渗透和实物材料影响力在功能属性及参与过程中的延伸。

　　设计评价贯穿设计的全流程,包括前期方案准备阶段、中期设计深入阶段、后期设计成果展示阶段。全流程设计评价能帮助专业人员用更加科学、高效的方式推进实物材料的设计工作,把目标人群"想知道的"和健康教育工作者"要宣传的"有机结合起来。

　　健康教育工作者必须具有高度的社会责任感,以及扎实的医学、心理学、美学、健康教育学等学科理论基础,才能使健康传播材料能够应对时代发展的挑战,不断制作出成效显著的健康传播材料。

第一节　实物材料的评价原则

实物传播材料属于传播材料的范畴，但与其他类型的传播材料有所区别。主要是其设计中不仅要传达一定的视觉语义还要满足一定的功能需求。黄凯等在《设计评价》一书中将视觉传达设计的评价原则分为创新性、科学性、艺术性与社会性。创新性是指要不断地对产品的材料、概念、表现方法推陈出新；科学性则包含技术、安全、合理等；艺术性是指作品是否具有感染力，包含形态、色彩、装饰与可识别性；社会性则涵盖了实用、经济、社会伦理等。游蓉桢等针对红色文创产品的设计评价也提出过三个原则，即功能性、艺术性和教育性。功能性涵盖安全可靠、操作舒适、高效方便、人机交互等；艺术性包含了形态美、色彩美和装饰美；教育性包含了情感共鸣和精神文化内涵。

实物材料不仅要考虑宣传载体在设计上的科学性、艺术性、功能性，以及教育性，还要将材料在不同阶段的形成评价、过程评价、效果评价原则贯穿始终，大致分为实物材料的选择、定制与发放阶段，以及效果评估阶段。

第二节　品类的选择、定制与发放

一、品类的选择和定制

实物材料具有实用性强、易于理解、容易引起关注的优点，但耗费成本较高，需精心设计，加强设计过程中各个阶段的评估。

（一）前期方案准备阶段

前期方案准备阶段是大量方案提出的阶段。对各方案进行的评估主要考虑实物材料的使用目的、目标受众、传递的健康教育信息、使用后受众行为的预期改变、外观特性等。根据目标受众特点，如其知识、态度、行为及其影响因素，采用思维导图分析法和头脑风暴法,对目标受众进行需求评估。面对大量的方案,科学的评估将从可行性、创新性和专业性角度帮助摈弃明显不合适的方案,筛选出较为合适的方案,为后续的工作铺平道路。

—— 案例1 ——

上海"健康大礼包"历年发放物品的选择

2008年,上海市政府、上海市健康促进委员会开始探索一种通过向市民免费发放通俗易懂的健康读本和便捷实用的健康工具,从而达成有效健康传播的方式。这种方式既符合公共卫生服务均等化的需求,又能让市民"一看就懂、一学就会"。于是,从那一年起,上海以"广覆盖、低成本"策略连续14年向全市800多万户常住居民家庭免费发放健康知识读本和实用健康工具,覆盖2400多万市民。

"健康大礼包"甄选各个时期上海市民普遍关心、热切盼望、贴近生活的健康科普主题,涉及健康生活的方方面面,其内容注重科学、权威、实用、趣味、工具实用性强并带有警示或保健功能。健康读本内容,从食品安全到交通安全,从心理健康到中医养生,从科学健身到营养均衡;健康工具的品类,从控盐勺到控油壶,从腰围尺到保健梳,从膳食宝塔冰箱贴到公叉勺,注重科学、权威、实用、趣味,涉及健康生活的方方面面。迄今,上海已发放健康知识读本超过1亿多册(份),深受社会好评。其中,2020年发放的公筷公勺创新实用工具——"公叉勺",兼具勺子和叉子的功能,用餐时不容易混淆,是分餐的好助手,还有利于沥除汤水,减少油和盐的摄入量。这把小小的"公叉勺"简单实用,可帮助市民在掌握健康知识的基础上,进一步掌握健康技能,满足健康生活的需要(图9-1、表9-1)。

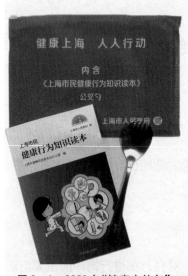

图9-1　2020年"健康大礼包"

表 9-1 2008—2024 年"健康大礼包"一览

时间(年)	健康礼包内容
2008	控盐勺
2009	控油壶
2010	健康自我管理知识手册＋腰围尺
2011	合理使用抗生素折页＋环保袋
2012	心理健康知识读本＋冰箱贴(膳食宝塔)
2013	中医养生保健知识读本＋保健梳＋冰箱贴(食物红黄绿灯分类)
2014	应知应会知识手册＋穴位按摩器
2015	食品安全知识读本＋握力圈
2016	科学健身知识读本＋健康哑铃手柄
2017	道路交通安全知识读本＋反光腕带
2018	膳食营养知识读本＋冰箱贴(平衡膳食营养速查盘)
2019	居家健康知识读本＋健康上海全景地图
2020	健康行为知识读本＋公叉勺
2021	健康风尚知识读本＋健康书签＋控盐勺
2022	运动健康知识手册
2023	心理健康知识手册
2024	肿瘤防治知识手册

(二) 中期设计深入阶段

中期设计深入阶段分为设计表达与设计实施两个部分。设计表达阶段是将前期的实物材料方案通过设计效果图具象化。设计实施阶段将会剔除实际生产中无法实现的方案创意中的理想因素。此阶段评价更为全面,不仅针对创意本身,还深入到生产等领域中,内容涉及:载体的选择是否合适且有新意以区别其他宣传载体,避免同质化现象;内容的选取是否带有一定的科普性,更好地传达出健康理念;材料的搭配是否安全可靠、节约成本、绿色环保;色彩搭配是否和谐;结构的设计是否合理可行;工艺是否带有地域文化特色;设计中是否有元素的引入,吸引特定群体的注意等。

上述两个阶段可以通过专题小组讨论、德尔菲法等方法并借助数据分析工具获得评价的结果。如绘制雷达图将更为直观地展示评价结果,明确设计优化的方向与目标。

（三）后期设计成果展示阶段

后期设计成果展示阶段可通过专业评估收集同行和专家意见，以及通过预实验收集受众对实物材料的反应，从而根据反馈意见不断对材料进行调整与优化。此阶段评估可通过专题小组讨论、个人访谈、把关人咨询、问卷调查等方法，测试材料的吸引力、可理解性、可接受性、相关性及可行性、难易度、质量性等。在完成相关调查后，要及时整理和汇总，进行综合分析形成总结报告。设计人员要重视专业人士和受众意见，研究哪些意见可以采纳、哪些不采纳，以及如何对材料进行完善。

品类的选择、定制的每个环节是层层递进的。如果某一环节出现问题，需用5W2H 分析法发现解决问题的线索，寻找思路，必要时还需返回上一环节进行设计修改。实物材料设计的环节不是一成不变的，可根据实际情况作出调整。随着不断的调整更改，实物材料的优化将越趋合理，最终形成满意的方案。

健康传播实物材料尤其注重向目标受众普及健康科普知识。作为宣传载体，实物材料的设计承载着健康科普知识的逻辑线索、科普内容的重要知识点以及进一步挖掘潜在的科学知识。

二、实物材料的发放

根据健康传播制定的工作计划中实物材料的制作总量、分配渠道、每个分配渠道的分发数量和每个目标受众分发的数量，以及发放时间进度，对实物的发放进行评估。实际工作中，因各种原因，传播活动可能无法按计划进行，也需要评估计划是否做过调整、为什么调整、做过怎样的调整，各种传播活动的组织方沟通是否畅通、参与项目的程度如何等。

此过程可以通过查阅跟踪资料、目标受众调查和现场观察三种方法进行评估，如检查实物材料发放记录表、活动记录，参与活动的组织机构数量；采用问卷调查等方式了解目标受众中获取材料的情况；在传播活动中现场观察发放材料的情况。

──── 案例2 ────

上海"健康大礼包"每年发放约800万份,数量多、涉及范围广,为了能真正"进家入户",在最初2年通过邮政网络发放发现未能覆盖所有地区的尝试后,探索由区县、街道、居委会的政府工作网络进行发放。发放前通过对常住居民家庭排查获取需求量、送货地点等信息,再逐个区县发放,做到层层签收,同时及时进行补漏和通过媒体发布礼包发放信息。近年来也尝试配送至各街道指定点位,由市民按需领取。

第三节　效果评估

健康传播材料的效果评估包括信息的传播效果和材料本身的被接受效果两个部分。在传播材料对行为效果方面的评估最为困难,往往不能对行为效果进行准确的评估,只能从受访者的回答中了解受访者获得材料后的行为倾向情况。

评估实物材料效果时,首先要制订评估工作方案。调查员需要预先列好采访提纲,从多角度对受访者进行询问,语言尽量口语化,根据受访者的表达,适时更换提问方式,然后对受访者的意见进行综合分析,做出评定。

一、信息效果评定原则

(1) 信息可接受性:根据目标受众能够复述的核心信息或重要信息程度来评定实物材料信息的可接受性。

(2) 信息通俗性:主要是根据材料中使用的语言或文字是否通俗易懂,是否能够被绝大多数目标受众所理解来评定。

(3) 信息简明性:主要指测试材料的信息内容是否简练明确,是否便于受众记忆。

（4）信息指导性：评定信息是否能够解决目标受众的问题、可能对目标受众产生的影响。

（5）信息趣味性：测试信息内容对受众的吸引力大或小。

二、材料效果评定原则

（1）材料整体评价：了解受访者对测试材料的质量、内容、形式等方面的整体评价意见。

（2）材料类型适宜性：了解材料的品类；从多个方面了解材料形式的适宜性。

（3）材料形式吸引力：测试材料的表现形式是否为受访者所喜欢。要注意在一般询问后要进一步询问具体的内容，如色彩、形象等。

效果评估旨在确认实物材料对于健康知识传播和目标人群行为影响的价值，评估是否达到预期目标，展示干预结果并扩大影响，为后续健康教育计划制定和实施提供决策依据。

——案例 3——

"健康大礼包"效果评估

为扩大"健康大礼包"发放的传播效果，上海在发放前、发放中和发放后精心策划了一系列集新闻宣传、社会宣传和公益宣传于一体的宣传活动，在全市范围内组织开展健康知识竞赛、"健康知识进社区"市民讲座等活动，以扩大传播范围、提升传播效果和形成显著的社会效应。

为了解各年度"健康大礼包"的发放和使用情况，准确、全面地分析实施效果，提升市民对"健康大礼包"的知晓程度和行为能力，上海每年跟进"健康大礼包"发放落实情况，开展相应的效果评估并形成调研报告。

2014—2020 年，通过分析在全市各区常住居民中进行大规模问卷调查获得的数据和深入社区市民家庭、对调查对象进行面对面调查访问，结果显示：每年"健康大礼包"发放覆盖率均超过 96％，发放范围覆盖全市所有区；

实用工具使用率均在 72.8% 以上,最高达 93.5%。市民对实用工具评价最高的指标是实用性(图 9 - 2、9 - 3)。

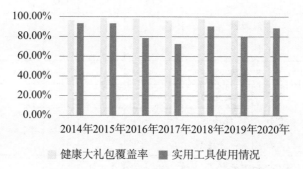

图 9 - 2　2014—2020 年"健康大礼包"发放及实用性工具使用情况

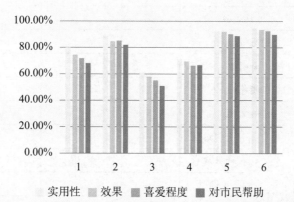

图 9 - 3　2014—2019 年市民对"健康大礼包"实用性工具的评价

—— 案例 4 ——

实物材料评价问卷模板

您好! 为了解某类实物材料的使用情况,特邀您进行此次问卷调查,以便我们后续进行改进,为您和您的亲友提供更好的服务。请您在合适的选项中打"√",我们期待能收到您的完整问卷,谢谢!

类别	内容		在合适的选项中打"√"				
			很不满意 (1)	不满意 (2)	一般 (3)	比较满意 (4)	很满意 (5)
产品特征	创新性						
	科学性						
	艺术性						
	社会性	实用性					
		经济性					
		社会伦理					
	知识性						
	地域特色性						
信息效果评定	可接受性						
	通俗性						
	简明性						
	指导性						
	趣味性						
材料效果评定	外观形态	色彩搭配					
		材料质感					
		主题性					
		叙事性					
		时尚性					
		感染力					
	使用行为体验	功能性					
		互动性					
		科技性					
		难易程度					
	精神内涵	情感共鸣					

— 案例5 —

《科学就医　分级诊疗》益智游戏棋开发

为了让更多居民了解"1＋1＋1"医疗机构组合签约、基层首诊、双向转诊、急慢分治、上下联动等分级诊疗相关政策内容，以及家庭健康知识、不同年龄常见疾病等健康科普知识，项目组从众多方案中选择了以深受各年龄人群玩家喜爱的传统"大富翁"手游为载体的《科学就医　分级诊疗》益智游戏棋（以下简称"游戏棋"）。游戏棋以家庭或群体为单位开展游戏，老少咸宜，旨在通过游戏的方式使居民接受多重刺激和反馈，让居民在游戏中学习并加深健康知识和相关政策的理解和记忆，确保居民科学就医（图9-4）。

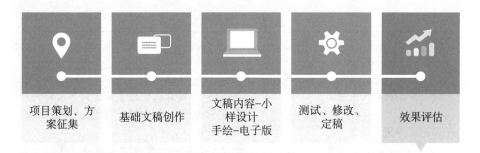

项目策划、方案征集　　基础文稿创作　　文稿内容-小样设计手绘-电子版　　测试、修改、定稿　　效果评估

图9-4　设计过程

游戏棋通过模拟人"生老病死"的一生，涵盖打疫苗、体检、生病、检查、住院、手术等各类就医问题，让居民了解家庭医生和社区卫生服务中心的作用，感受到基层就诊省时、省力、省钱的优点，从而形成科学就医的理念。经过前期调研策划以及功能设定，确定游戏棋组件由棋盘、生活卡、岁月卡3个功能模块组成。通过对3个功能模块的形象进行设计，不断对草图设计进行完善，确定益智游戏棋作品效果图（图9-5）。

在游戏棋样稿设计制作完成后，项目组邀请不同年龄组的玩家进行作品测试。通过了解测试者的游戏感受，征集、提炼有关游戏棋的改良意见，并对规则、设计等各方面进一步完善（表9-2）。

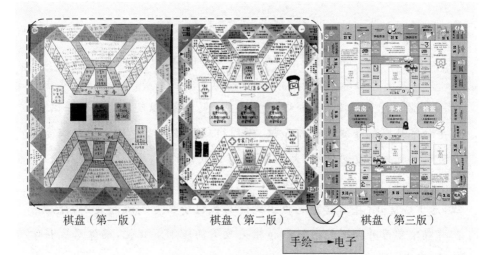

棋盘（第一版）　　　棋盘（第二版）　　　棋盘（第三版）

手绘──→电子

图9-5　游戏棋棋盘设计过程

表9-2　游戏棋改良前后对比

序号	意见	修改
1	不清楚什么是"分级诊疗"	"分级诊疗"的具体含义写入说明稿
2	游戏时间太长	规则调整，赢家取得的金额达到10 000元即可；每过一个角，可增加"5岁"
3	字看不清楚	调整字体
4	"进医院"太频繁	减少生活卡"进医院"的设计数量
5	医保卡配药体现不出优惠	有"医保卡"配药便宜；无"医保卡"配药贵
6	部分前进标识不清	明确规则，玩家走到"接种疫苗""年度体检"格时无须进入社区卫生服务中心，可原地不动
7	有价疫苗和国家免费疫苗可以通过游戏棋有所区分	在游戏环节中对两种类型的疫苗加以区分

　　后续为了解健康传播材料在目标受众中的使用情况和效果，项目组发放游戏棋供家庭医生及部分学校的小学生使用，从服务供给方（家庭医生）、需求方（居民）双方了解受众对游戏棋使用情况并进行效果评估，为今后特色传播材料的开发、传播和应用提供可借鉴的依据。

　　评估方法为选取上海市某区作为试点，将游戏棋分别提供全区所有全科医生及部分相关管理人员使用，并在部分小学进行试点下发，共发放游戏棋4000套。在游戏棋下发后两个月左右，对部分学生家长及医务人员进行问卷调查。所有被调查对象均亲自（或者陪同小学生）体验过至少1局游戏活动。采用方便抽样，抽取以上对象中50%左右的全科医生、管理人员以及10%左右的学生家长完成问卷调查。

本研究着重于对传播材料可接受性、针对性/实用性和通俗性以及对受众的知识、态度改变等方面进行了评估。内容包括：游戏棋使用的意愿、难易程度、通过游戏棋对家庭医生相关政策的了解情况以及接受意愿、对游戏棋本身的喜爱程度等。全科医生和相关管理人员采用《益智游戏棋效果评估（医务人员问卷）》进行测评，内容包括：游戏棋的适用对象、游戏棋的知识性、趣味性及可操作性、是否体现相关政策、是否有助于宣传家庭医生、科学就医等信息。

结果显示，94.92%的受访者表示孩子愿意玩游戏棋；93.28%的家长愿意陪孩子玩游戏棋，回答愿意的对象中，以父母陪伴为主（93.19%）；在接触游戏棋之前，仅有64.43%的被调查者知道"家庭医生"；通过游戏棋，93.65%的被调查者表示愿意接受家庭医生服务，87.48%的被调查者表示会优先考虑找家庭医生看；"离家近"是被调查者选择社区卫生服务中心就诊的首要原因（89.66%）；在回答"家庭医生签约服务优先满足的人群不包括哪类对象"时，仅有44.46%的被调查者选择正确；88.93%的被调查者认为与家庭医生签约不会限制就医自由；90.56%的被调查者喜欢或认可这样的宣传方式。

医务人员认为该游戏棋最适合的人群为小年龄段学生（小学生43.56%、幼儿园18.81%）以及中老年人（23.76%），不推荐中青年白领人群；游戏棋的知识性、趣味性及可操作性均在90%以上；游戏棋均能较好地说明分级诊疗、就医路径、家庭医生的职责以及主要服务内容；93.07%的医务人员认为这样的宣传形式对宣传家庭医生、科学就医等有帮助。

根据对使用场景、学生家长及医务人员的反馈，总结反馈建议如下。

学生家长提出5点建议：一是建议游戏对象定位能放宽，扩大覆盖面，并增加媒体宣传,让科学就医、分级诊疗制度能够家喻户晓;二是可以和学校合作,配合教育,从儿童开始普及该制度;三是建议附一套家庭医生的相关知识普及手册,或者加上了解家庭制度详情的网址;四是游戏规则应更加清晰易懂一点,字再大些,方便老人阅读;五是建议在公众号或者 APP 平台进行宣传,今后人们还可以扫二维码进入在线资料和在线游戏。

医务人员提出 3 点建议:一是游戏环节中设定的一类和二类疫苗应在游戏棋中有所区分;二是游戏棋有利于老年人的认知和记忆,建议根据老年人群体特点,尽量避免出现医院、病房等敏感字眼;三是对游戏规则进一步简化,并扩大宣传。

最后,从学生家长对游戏棋使用情况及反映来看,仍有 11.07% 的市民认为与家庭医生签约会限制就医自由。这也使得市民对签约服务产生一定的顾虑。需要在今后的政策解读中重点加以宣传和引导。从医务人员的反馈结果来看,最适合的人群为小年龄段学生以及中老年人,可能和家庭医生签约制度覆盖的重点人群有关。

益智游戏棋是一种形式新颖的健康传播载体,为传播家庭医生签约服务制度的相关政策提供了新的思路。同时,探索适合青年白领的健康传播策略,开发适宜健康传播的材料也是我们今后工作的重点和难点。

参考文献

[1] 曹萌,汤真清,张天晔,等. 上海市家庭医生制度(1.0 版)建设进展分析[J]. 中国卫生资源,2018,21(5):433-436.
[2] 陈虹印,程道梅. 国内外营养健康宣教工具的应用现状综述[C]//营养研究与临床实践——第十四届全国营养科学大会暨第十一届亚太临床营养大会、第二届全球华人营养科学家大会.
[3] 陈亦芳,吴龙辉,王海燕,等. 利用微信平台传播一种金山方言健康教育视频的效果评估[J]. 健康教育与健康促进,2018,13(4):333-335,348.
[4] 何江江,杨颖华,张天晔,等. 上海市家庭医生制度的实施进展与发展瓶颈[J]. 中国卫生政策研究,2014,(9):17-21.
[5] 黄凯,柏乐,钱涛. 设计评价[M]. 合肥:合肥工业大学出版社,2010.
[6] 姜综敏,李忠阳,李光耀. 全民发放健康支持性工具及读本的经验与成效[J]. 上海预防

医学,2016,28(1):11-14.

［7］田本淳,董蕾.平面健康教育材料设计制作使用与评价[M].北京:北京大学医学出版社,2011:133.

［8］游蓉桢,林伟.红色文创产品设计评价方法研究[J].雕塑,2022,(4):82-83.

第十章

融媒体材料制作的评估

进入 21 世纪以来，随着信息科学技术的飞速发展，数字化、网络化、智能化技术日益普及，使得媒体行业发生了翻天覆地的变化。各种社交媒体、全媒体、移动媒体等新媒体形式不断涌现，传统媒体与新媒体的融合成为趋势。融媒体作为独立概念于 2009 年由庄勇提出。他明确指出，融媒体是依托互联网载体，对报纸、广播、电视等传统媒体的共同点及互补性进行深入挖掘，使得这些既有媒体的人力、物力、内容、宣传等方面得以全面整合，从而实现资源通融、内容兼容、宣传互融、利益共融的发展目标。融媒体作为一个以发展为前提的全新理念，并不是一个清晰独立的实体媒体，而是一种媒介思维、一种运作手段，以及具体的宣传行为。融媒体传播具有传播与更新速度快、传播范围广、成本低、信息量大、内容丰富、形式多样等优点，已被应用到健康传播的方方面面。

第一节 形式、材料的选择与制作

随着手机应用的日益广泛，越来越多的人通过微信、微博等途径获取健康知识。人们的阅读习惯也相应地呈现出时间碎片化、内容简单化、需求个性化、形式多样化等特点。不同于传统媒体，融媒体健康传播的同一内容里面可以包含多种呈现方式，如在一篇科普文章里面，可以同时含有文字、图片、视频等呈现方式,以满足不同人群的需求,并且可以提高文章的吸引力和增强传播效果。但是,多种呈现方式集中在一篇文章里面也存在一定的问题:一方面这些呈现方式的内容往往是相同的,属于资源的过度利用,对内容提供者也提出了较高的要求,需要同时兼顾多种形式;另一方面,读者的注意力容易被这些呈现方式吸引,而忽略了对内容的关注。再有,传统媒体与新媒体的融合也存在不合理的地方,主要体现在两个方面:①定位不清,内容刻板,缺少原创作品,把新媒体健康教育当作传统健康教育的电子版或手机版形式,大量转发报纸、期刊或书籍的健康教育内容,忽视了新媒体与传统媒体的区别;②过于追求点击量,发布一些危言耸听的言论,或夸大某些医疗技术的治疗效果,隐瞒事实,甚至公然造假。这些都影响了融媒体健康传播的效果,需要予以避免。

一、融媒体健康传播的形式

融媒体健康传播需要遵循以下几个原则:①标题准确,能够准确反映内容,具有吸引力,能够引起读者的兴趣。可以采用疑问或感叹的语气,或者通过热点事件、热点人物的吸睛能力,吸引读者的眼球;②内容要简短,适合碎片化时间、碎片化阅读的特点。一篇科普文章的内容要控制在手机屏幕的两页之内;③多采用可视化的表现形式,能够用图片表示的尽量用图片表示,减少大段文字的表述,多用漫画、图形等进行展示;④排版要美观,字体大小适中、间距适宜,页面适合手机等电子产品的阅读习惯。可以用不同颜色、不同字体区分不同的内容,突出重点;⑤内容要有时效性。可以根据社会的热点事件进行传播,把握社会的热点,也可以根据季节的不同进行不同内容的发布,提高传播的针对性。目前,融媒体健康传播的内容越来越丰富、手段越来越新颖、视角越来越独特、形式越来越多样,充分体现了融媒体健康传播的特点。

(一) 文字材料

文字材料在传统媒体和融媒体中均有大量使用,即通过文字的描述,向受众提供有关健康的信息。从传播的角度分析,文字材料具有明显的优势:①内容较为详细,传播者可以根据受众特点、传播目的等选择文字的数量和表达方式,并较少受到篇幅的限制；②制作成本较为低廉。文字材料除了文字编辑和加工外，没有其他的表现形式，不需要消耗其他的人力和资源。同时，文字材料的劣势也较为明显：首先，文字材料的表现形式单一，不能给受众带来直观的感受，缺少冲击力和震撼力。其次，由于文字的抽象性，对某些问题的描述需要较长的篇幅，不符合融媒体时代碎片化的阅读特点。再次，文字材料对受众的文化水平具有较高的要求，文化程度较低的受众接受程度较低。最后，文字材料创作的门槛较高，需要创作者具有较为扎实的文学功底，能够清晰描述所要表达的内容。

（二）信息图

信息图（infographic）由信息（information）和图（graphics）两个英文的单词合成而来，它以一种快速易懂的方式向受众传递复杂信息，是数据或观点的可视化呈现。信息图通常用于复杂信息的高效、清晰地传递，在多行业多领域应用以优化信息的传递。它综合运用了文字、数据、图表、图形等元素，能够将一些复杂的信息通俗、准确、直观地表达出来，通过视觉叙事的方式进行传播。信息图在融媒体健康传播中具有独特的优势，能够为受众提供直观的语境，弥补受众之间的文化差异，扫除专业壁垒，提高受众的接受度，并能够使信息的传递通俗化，便于受众理解（图10-1）。但是也容易产生图形表意偏离主题、图形缺乏识别性、设计形式不够丰富、整体风格难以统一等问题。

（三）漫画

漫画是人们喜闻乐见的一种健康传播形式，在融媒体时代应用较为广泛。漫画通过将简短的文字和卡通图画相结合，以讲故事的形式向受众传播信息，目前已经成为融媒体健康传播的重要形式之一。与文字和信息图等传播方式相比，漫画具有趣味性强、视觉表达丰富、能够充分调动受众的观看趣味和审美情趣等优点，通过寓教于乐的策略，引发受众的共鸣，进而获得受众的认同和支持，并影响、改变受众某些生活方式、健康问题等的态度与行为。但漫画对创作者的要求较高，制作成本也高于文字材料、信息图等传播形式，影响了漫画的更大范围的推广。

早上空腹可以喝酸奶吗？　什么时候喝酸奶最健康？

酸奶是以牛奶为原料，经过巴氏杀菌后再向牛奶中添加有益菌（发酵剂），经发酵后冷却灌装的一种牛奶制品。与牛奶相比，酸奶的营养更丰富且容易消化吸收，各种营养素的利用率得以提高。但是，喝酸奶需要一些注意事项，喝不对很容易造成适得其反的后果。

早上空腹可以喝酸奶吗？

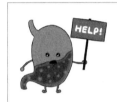

胃是人体消化食物的主要器官之一，早上空腹时胃内胃酸较多，一般PH值低于2。

这种情况下喝酸奶，会使胃液中酸性物质大幅增加，引起胃痛、消化不良等症状，影响食欲。对于肠胃功能较弱的人们，早上空腹喝酸奶会使肠胃超负荷运作，导致腹泻，甚至引发胃黏膜穿孔和胃出血。

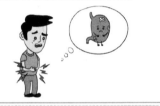

1. 早餐搭配酸奶

虽然早上空腹不适宜喝酸奶，但是早上确实是喝酸奶的最好时间段，能够有效补充人体一天所需的营养素。早上喝酸奶时可以搭配一些富含蛋白质和碳水化合物的食物一起食用，如全麦面包、鸡蛋等。

2. 饭后两小时有助减肥

饭后两小时

空腹时胃酸浓度较高，饭后胃液被食物稀释，PH值回到3.5左右，益生菌在这个环境中更适合生长，尤其是饭后两个小时左右喝酸奶，还有助于减肥。

3. 晚上喝酸奶有助补钙

人体内钙含量最低时间是午夜到凌晨，此时也是吸收食物中钙元素的最佳时刻。酸奶中除了含有丰富的钙外，还含有丰富的乳酸，能帮助钙在人体内更好的吸收。因此，晚上喝酸奶能够最大限度的利用酸奶中的钙，有助于人体补钙。

什么人不适合喝酸奶？

虽然酸奶对人体好处多多，但也不是所有人都可以食用。经常腹泻或患有胃肠道疾病的人不太适合食用，糖尿病患者选购酸奶时要选择无糖或者木糖醇类的酸奶，一周岁以下的婴儿因为消化功能还不完善，同样也不适合饮用酸奶。

胃肠疾病者　　　糖尿病患者　　　一周岁以下婴儿

图 10－1　信息图示例（来源：黄浦区疾病预防控制中心）

（四）网络直播

网络直播是通过互联网平台展开的直播。利用视频方式在网络进行，可以将产品展示、背景介绍、方案测评、网上调查、对话访谈、在线培训等内容现场发布到网上,利用互联网直观、快速、表现形式好、内容丰富、交互性强、地域不受限制、受众可划分等特点,强化活动现场的宣传效果。现场直播完成后,还可以随时为受众提供重播、点播等服务,有效延长直播的时间和空间,能够发挥直播的最大价值。相对于传统直播来说,网络直播让受众有了更好的主动操作性,能够更自由地选择时间和空间,并且能够缩短受众与主播的距离,增强互动,充分体现了互联网的优势(图 10-2)。目前,网络直播仍然以娱乐类的主题为主,但已有相当数量的医疗机构和医务人员开始尝试健康直播,并取得了较好的效果,成为健康传播的一条新途径。

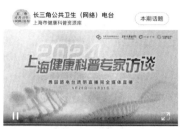

图 10-2 网络健康直播示例(来源:"上海市健康科普资源库"小程序)

（五）短视频

短视频是指在各类短视频 APP 中播放的视频。此类短视频 APP 以视频快速制作和网络社交为主要目的;视频长度为数秒至数分钟不等;视频类型包含了用户生成内容和专业生产内容的智能移动终端应用程序。目前,国内广泛使用的短视频 APP 包括抖音、快手等。部分综合性的 APP 也包含了此类功能,如微信、百度等。利用短视频开展健康传播具有独特的优势。首先,短视频符合融媒体时代受众碎片化获取信息的习惯,其传播的内容短小精悍,节奏较快,浅显易懂。其次,短视频常常具备趣味性、观赏性、戏剧性较强等特点,容易引起受众的关注。再次,短视频的传播门槛低,制作者可以随拍随传,互动性强。最后,短视频传播的内容往往比较简单明了,制作成本低廉。但大量的短视频也导致了鱼龙混杂、真假难辨、传播内容同质化严重等问题,并且存在过度商业化、诱导消费的现象。短视频作为一种全新的健康传播途径,在开展健康传播的过程中需要传播者处理好专业性、创意性和趣味性的关系,淡化商业属性,以贴近居民关心的健康话题为重点,整合资源,最终达到促进居民健康行为养成的目的(图 10-3)。

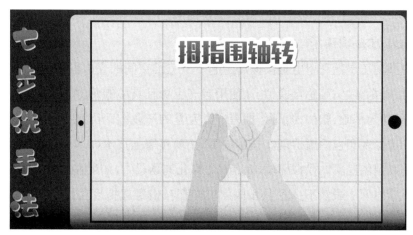

图 10-3　短视频示例(来源:沪小康-上海健康科普资源库)

(六) H5 页面

H5 页面即 HTML5 页面,是一种基于 HTML5 技术开发的网页(图 10-4)。"HTML5"是指"HTML"的第 5 次重大修改的版本,而"HTML",则是指描述网页的标准语言。因此,H5 实际上是指第 5 个版本的"描述网页的标准语言",也就是第 5 个版本的网页文件的格式。本质上 H5 是一项技术标准,也是一个技术的集合。H5 与之前的版本相比,在很多方面都有革命性的升级。很多原来只能下载到本地打开的计算机软件或手机 APP,现在基本上都能搬到浏览器中运行。H5 页面可以把文本、图片、音视频等基本的流媒体格式的文件放在一个页面里面,并且可以插入各种活动插件,如投票、抽奖、红包、VR 等,具有极高的灵活性,在进行健康传播时具有独特的优势。

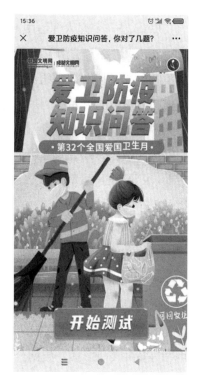

图 10-4　H5 页面示例(来源:中国文明网)

（七）虚拟现实

虚拟现实是指利用电脑模拟产生的一个三维空间的虚拟世界，为使用者提供视觉、听觉、触觉等感官模拟，让使用者产生身临其境的感觉。虚拟现实的实现，以硬件为基础、软件为平台，拥有一套完整的产业链。目前在健康领域使用较多的虚拟现实包括虚拟现实技术（VR）和现实增强技术（AR），能够为医务人员和受众提供逼真的模拟环境，让其在虚拟化的场景中，如亲临其境一样获得更多的健康知识。虽然不少企业和医疗机构都在投身虚拟现实技术和设备的开发，但由于整个产业涉及面广，缺少相关的行业标准和监管，使得整个产业都处于发展的初级阶段，而这些新技术、新手段的出现，仍然为未来健康传播的发展提供了新选择、新方向。

（八）RAP 说唱

RAP 是一个黑人俚语中的词语，相当于"谈话"（talking），中文意思为说唱，是指有节奏地说话的特殊唱歌形式。它发源于纽约贫困黑人聚居区，以在机械的节奏声的背景下，快速地诉说一连串押韵的诗句为特征。RAP 节奏明快、朗朗上口，已有多家医疗机构和医务人员通过这种形式开展健康知识的传播，深受欢迎（图 10 - 5）。

（九）数据分析图表

数据分析图表是数据可视化的表现形式，能够更加快速、直观地传达数据信息，起到"一图胜千言"的效果。数据分析图表一直处在不断更新变化中，除了常见的柱状图、线图、饼图等外，还出现了和弦图、GIS地图等多种表现形式。数据分析图表多采用交互性图表为数据展示形式，可以直观展示统计信息属性，

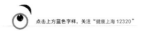

健康加倍，上海更美！跟着Rap一起来，市民健康公约宣传片发布

健康上海12320　2月9日

点击上方蓝色字样，关注"健康上海 12320"

新春将至，上海市卫健委、市健康促进委员会办公室联合澎湃新闻，围绕《上海市民健康行为知识读本》和公叉匀发放，发布"上海市民健康公约"宣传片，采用Rap配舞蹈的形式，用时尚酷炫的风格，倡导广大市民将戴口罩、勤洗手、公筷公勺等"防疫法宝"，转化成日常健康行为习惯，引领健康生活新风尚。

一起跟着街舞视频，
做健康防护的唱跳达人吧↓↓

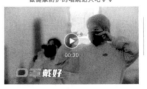

（视频时长30秒）

图 10 - 5　RAP 说唱示例
（来源：健康上海 12320）

符合大脑信息处理机制视觉信息处理更快的特点,易被受众接受。数据分析图表的实现过程一般比较复杂,首先要对数据进行检查、清洗、整理、转换和建模,本质上是将所获数据中的每一个数据项作为单个图源元素表示大量的数据集,进而形成数据可视化图表的初稿,再进一步进行美化后呈现(图 10 - 6)。

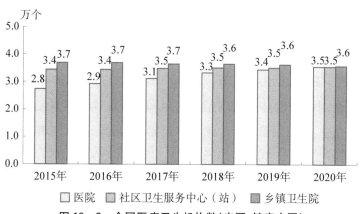

图 10 - 6　全国医疗卫生机构数(来源:健康中国)

(十) 其他

随着新技术的发展,融媒体健康传播的形式也越来越丰富,许多新的形式将会逐渐出现在传播的过程中,并且逐步出现多种形式融合的趋势,对今后健康教育与健康传播工作的开展将产生重要的影响。

二、融媒体健康传播材料的选择与制作

不同于传统媒体,融媒体健康传播高度依赖于数字化技术和平台,传播渠道大为丰富。众多的传播渠道在增加受众数量的同时也分散了受众的注意力。传播内容的生命周期变得极为短暂,由原来的按天计算缩短为按小时计算。融媒体时代,健康传播的内容、形式都随着技术的发展产生了深刻的变化,对创作者来说,既带来了机遇,也带来了挑战。

(一) 内容的选择

有学者指出,融媒体时代健康传播的途径和方式大为丰富。但具体来说,融

媒体改变的只是传播内容到达受众的传播介质，以及受众获取内容的方式与习惯，而对于受众来说，原创、高质量的内容仍然是需求的核心要素。健康传播的创作者需要为受众提供健康、有营养、高品质的内容，提供高质量的信息和有价值的观点，并最大限度地增加受众的接受度和参与度。

1. 充分利用一手素材，挖掘内容的深度

很多人在准备撰写科普作品的时候，往往感觉无从下手，主要原因在于平时的素材积累不够，尤其是一手素材积累不够。要解决这个问题，就需要在日常生活中多看多想，注意生活中的细节，养成随时记录的习惯。比如地铁站中一句有创意的广告语、影视作品中一句很精彩的台词都可以作为素材记录下来。在素材积累的过程中，要特别重视一手素材的积累。因为一手素材都来源于个人的亲身经历，具有独一无二的特性，其价值是二手素材无法比拟的。积累了足够的素材以后，如何挖掘素材的深度就成为考验创作者的第二道关卡。对于健康类科普作品来说，最大的困难在于既要保持作品的科学性，又要用通俗易懂的语言，把健康知识传达给受众，并能够为受众所理解和接受。这就需要创作者去粗取精，把积累的素材掰开了、揉碎了、吸收了，真正成为自己的东西，形成自己的观点，并且能够用清晰的文字把观点表达出来，这样才能创作出高质量的健康传播材料。

2. 借助热点话题，保持内容的新鲜度

现在是信息泛滥的时代。各类融媒体账号成百上千万，每天发布的内容何止上亿条，但真正引起大众关注的内容，往往都是一些热点话题。这些热点话题时效性强、交替速度快，往往在大众还没有反应过来的时候就成为了舆论的热点。健康传播材料的融媒体创作者要学会利用热点话题，利用热点引导大众的注意力，提高作品的覆盖范围。热点可以分为周期性热点和突发性热点。周期性热点是每隔一段时间就会出现的热点，比如一些传统节假日、中小学开学日等。周期性热点每年都会定期出现，对于创作者来说可以提前策划，通过不同的视角对这些热点进行解读。突发性热点往往突然发生。这就需要融媒体的运营者和创作者有灵敏的感觉，发现热点事件及早行动，借助热点事件，推广自己的内容。

3. 关注受众痛点，增加内容的密度

所谓痛点，就是能够直击人的内心世界，能够使人产生情感共鸣的问题。痛点本质上是未被满足的需求，是源于人们内心的不满足。痛点可以是人们对生活现状的不满意，也可以是对理想生活的渴望，还可以是日常生活中遇到的困难或麻烦。简单来说，痛点就是用户在意的、等待解决的问题。它无处不在，与人们的生活息息相关。痛点并不是一成不变的。不同的时间、地点、人群，痛点可能存在较大的差异。这就要求创作者在进行创作时，要根据创作的内容，找出目标人群，分析人群特点和他们面临的问题，围绕人群的特征进行创作，站在目标人群的角度进行创作，增加内容的密度和覆盖范围，这样才能引起读者的情感共鸣，赢得读者的信任，作品才能得到更多的肯定。

4. 利用多种形式，拓展内容的广度

在人人都是传播者的融媒体时代，在极大丰富的技术手段和传播渠道的加持下，健康科普由原来少数几种的表达形式转变为多元化的表达形式。各种各样的表达形式层出不穷，大大增加了受众的接受度和参与度。现如今，受众已经不满足于单一的表达形式。创作者可以通过二次开发，丰富作品的表达形式，拓展传播内容的广度。如在一篇科普文章中，除了文字表达，还可以增加视频或信息图、H5 应用等，通过与受众的互动，改善受众的体验，增加受众的黏性。

（二）技术的选择

融媒体时代健康传播最主要的变化就是传播介质的改变，由过去的纸质介质变更为手机屏幕。对于创作者来说，除了需要具备扎实的文字功底外，还需要掌握图文编辑、视频制作、音频编辑、微信编辑、二维码制作等技术，并且具备根据内容选择合适技术的能力。由于互联网信息共享的理念由来已久，很多人习惯了免费使用通过互联网获取的资源，著作权意识较为薄弱，健康教育工作者在进行创作时要注意著作权的保护，避免出现侵犯著作权的行为，以免引起不必要的纠纷。下文中提供的部分资料获取途径具有著作权保护的特殊要求，请读者注意甄别。

1. 图文编辑

图像和文字是人们获取知识、进行交流的重要途径。在融媒体健康传播的各种形式中,图像和文字更是具有不可或缺的作用。通过图像和文字的合理搭配,不仅能够突出主题,很多时候还可以起到画龙点睛的作用。在融媒体传播的过程中,相对于单纯的文字表达,图文结合的形式具有更高的可读性,涵盖了更多的隐含信息,能够减轻读者获取关键信息的负担,更加便于读者理解。目前常用的图片编辑软件包括美图秀秀、Photoshop 等,还可利用 Windows 自带的截图软件对电脑屏幕进行截图。图片素材网站有昵图网、全景网等。

（1）美图秀秀:是一款免费影像处理软件,2008 年 10 月由厦门美图科技有限公司研发、推出,目前全球累计超过 10 亿用户。美图秀秀有电脑版和手机版,简单易用,功能对于一般创作来说足够,常用的功能有裁剪、旋转、拼接、压缩、去水印等。

（2）Photoshop:是 Adobe 公司旗下最著名的图像处理软件之一,简称"PS",主要处理以像素构成的数字图像,可分为图像编辑、图像合成、校色调色及功能色效制作部分等,是应用最广泛的图像编辑软件之一,可以对图像做各种变换,如放大、缩小、旋转、倾斜、镜像、透视等;也可进行复制、去除斑点、修补、修饰图像的残损等。Photoshop 有很多功能,除了图像编辑外,在图形、文字、视频、出版等各方面都有涉及。

（3）截图工具:Windows 中自带截图工具,可以截图电脑屏幕的内容,按 Print Screen 键可以截取整个电脑屏幕,同时按下 Alt＋Print Screen 键可以截取当前活动程序窗口。

（4）昵图网:创立于 2007 年 1 月,隶属于杭州昵图信息技术有限公司,是国内领先的人气图片分享、交易平台,网站收录了大量摄影、设计、多媒体等数字化视觉文件,吸引了数千万用户的关注与青睐。

（5）全景网:是中国最大的图片素材库,隶属于北京全景视觉网络科技股份有限公司,提供创意素材图片和视频素材,图片库包括创意图片、编辑图片、图片素材、新闻图片等。

2. 视频制作

视频搭配网络传播是信息社会的一次技术革新。在融媒体时代,视频的传播界线更加模糊。用户既可以是视频/动画的接收者,也可以是制作者、发布者、传播者、交流者。总体上,健康传播类的视频可以分为两大类:一是真实人物入镜,真实的场景,真实的活动;二是动画创作,采用虚拟的人物和场景,创作的自由度较高。与传统的影视制作相比,融媒体传播的视频制作门槛较低,投入成本少,只要制作者有一定的视频或动画制作、视频剪辑的能力,就可以制作出具有一定水准的视频。通常情况下,一个好的视频内容上要具有话题性,选题要应时、应景,表达的观点要新颖,表现的手法要新奇,能够与老百姓的生活息息相关,能够引起大众的关注,同时还要具有健康科普所必须的科学性和严谨性,不能误导观众。目前,可以使用的视频制作软件有很多,如爱剪辑、Vegas Movie Studio、蜜蜂剪辑等,动画制作软件有 GifGam 等。

3. 音频编辑

声音是得天独厚的传播介质。随着电视机、电脑等的普及,传统的无线电波发射的电台节目受到了巨大的冲击。如今的融媒体音频节目通过网络广播平台,重新焕发了生命力。融媒体移动化、社交化、微型化的特点,彻底解决了传统电台广播形式在时间和地域上的局限,适应了现代人快节奏的生活方式,可以通过手机在地铁、公交、私家车等地方收听,非常适合健康知识的传播。一般来说,健康类音频节目主要有两种形式:一种是以传播健康知识、健康新闻为主的资讯类节目;另二种是以专家访谈、对话、答疑、解读为主的深度访谈类节目。但无论是哪种类型的节目,都需要充分发挥音频类节目固有的温暖特性和陪伴功能。语言要通俗易懂,内容要充实紧凑,形象要具体生动,切忌长篇累牍、晦涩难懂。音频节目制作的核心是多媒体计算机,应配备麦克风、声卡、音箱等设备。音频节目后期制作的软件有 Adobe Audition、Cool Edit Pro 等,格式转换可以使用格式工厂等软件。

4. 微信编辑

微信编辑指在微信公众平台进行的创作,可以是图文、音频、视频或转载。个人或企事业单位、社会组织等通过微信公众平台注册后,就可以拥有个人或集体的公众号。通过公众号可以群发文字、图片、语音、视频等类别的内容。微信公众号可以分为服务号、订阅号和企业号。服务号旨在为用户提供服务,1 个月(自然月)内仅可以发送 4 条群发消息,可申请自定义菜单。订阅号旨在为用户提供信息,一般情况下,每天(24 小时内)可以发送 1 条群发消息。发给订阅用户(粉丝)的消息,将会显示在对方的"订阅号"文件夹中,个人只能申请订阅号。

企业号旨在帮助企业、政府机关、学校、医院等事业单位和非政府组织建立与员工、上下游合作伙伴及内部间的连接,并能有效地简化管理流程、提高信息的沟通和协同效率、提升对一线员工的服务及管理能力,每天(24 小时内)可以多次发送消息。企业号需要提供相应的证件进行认证。

5. 二维码制作

二维码又称二维条码,是一种编码方式,是用某种特定的几何图形按一定规律在平面(二维方向上)分布的、黑白相间的、记录数据符号信息的图形;在代码编制上巧妙地利用构成计算机内部逻辑基础的“0、1”比特流的概念,使用若干个与二进制相对应的几何形体来表示文字数值信息,通过图象输入设备或光电扫描设备自动识读以实现信息自动处理。二维码具有条码技术的一些共性:每种码制有其特定的字符集,每个字符占有一定的宽度,具有一定的校验功能等,同时还具有对不同行的信息自动识别功能、处理图形旋转变化点功能。目前可以使用的二维码制作工具很多,如草料二维码、二维彩虹、联图网等。

6. H5 页面的制作

虽然 HTML 语言早在 2004 年就已经提出,但他真正的兴起是随着微信的普及而来。通俗的说,H5 为手机应用提供了全新的平台和框架,并使之标准化和开放化,从而使这些应用轻松的实现类似电脑桌面的应用体验。虽然 H5 页面听起来很高大上,但制作起来却非常简单,只要找一个靠谱得 H5 页面在线制作平台,就可以制作 H 页面了,如 Maka、易企秀、人人秀等。

(三) 材料的制作

融媒体健康传播材料的制作分为两种情况:第一种情况是在现有资料的基础上进行二次加工,制作较为简单,能够快速制作出需要的材料,但缺少原创性;第二种情况是创作全新的传播材料,这需要花费较多的费用和时间,制作速度较慢,但属于原创性工作,制作出的材料具有较高的价值。

1. 收集、筛选、改编现有材料

从现有的传播材料库中,筛选出合适的材料,进行二次编辑和加工。内容改动不大的材料,经专业审查合格后就可以定稿、生产和使用。内容改动较大的材料,需要进行 1~2 轮预实验,根据实验结果对材料进行修改和完善,最后定稿、生产、使用。

2. 创作新的传播材料

创作一种全新的传播材料,首先需要建立一支创作团队,包括团队负责人、文案创作人员、医学专家、美工设计、视频制作人员等。团队负责人负责策划及整体部署,监督并执行工作计划,协调内外部的资源,督促团队成员按时间进度完成相关工作。文案创作人员要有良好的信息整合、梳理、提炼能力,能够把晦涩难懂的医学术语通过通俗的语言表达出来。医学专家负责把关定向,提供最新的专业知识,确保内容的科学准确。美工设计要熟练运用各种设计软件,能够选择相应的字体和素材,完成最后的排版和美化。视频制作人员要根据需要拍摄相关内容,并进行后期的剪辑加工,制作需要的视频材料。创作一种全新的健康传播材料,需要经过以下步骤:需求评估、制定工作计划、形成初稿、预实验、修改与定稿、生产发放、效果评估。具体实行可以参照前面相关章节。

三、融媒体健康传播材料的发布

信息社会的健康科普成功的关键在于选择媒介平台。平台本身的形态很大程度上决定了传播内容的价值和覆盖面。下面列举一些常见的融媒体平台,供读者选择。

(1) 微信公众平台:https://mp.weixin.qq.com/。

(2) 企鹅媒体平台:https://m.om.qq.com/。

(3) 今日头条:https://www.toutiao.com/。

(4) 大鱼号:https://mp.dayu.com/。

(5) 搜狐公众平台:https://mp.sohu.com/。

(6) 网易媒体开发平台:https://mp.163.com/。

(7) 新浪微博开放平台:https://open.weibo.com/。

(8) 百度百家:https://baijiahao.baidu.com/。

(9) 抖音创作服务平台:https://creator.douyin.com/。

(10) 快手创作者服务平台:https://cp.kuaishou.com/。

第二节 效果评估

融媒体本质上是传统媒体与新兴媒体相互融合后的一种新型媒体形式,是媒体融合后的阶段性产物,具有高度的复杂性。因此,对融媒体健康传播效果的评估,也不能仅仅停留在传播的内容与形式上,而是要把环境因素也纳入到评估体系中,从更加宏观的角度对传播效果进行评估。

一、融媒体健康传播效果评估的原则

融媒体时代,健康传播的效果受多种因素的影响,其中既包括时间、空间、覆盖人群等客观因素,也包括人们的认知能力、理解能力、鉴赏水平等主观因素。因此,对融媒体健康传播效果的评估,要充分考虑其复杂性,选取的指标能够从不同的角度反映融媒体的内涵和本质特征,且指标之间一定确保具有独立性、可测性、可比性,指标的数据具有可得性。

(一) 科学性原则

科学性原则主要体现在理论和实践的结合。融媒体传播的复杂性决定了进行效果评估必须要有一套明确的量化指标体系。这套指标体系在概念和逻辑结构上要严谨、合理,并具有针对性,要遵循信息传播和认知规律。指标必须是能够通过观察、测试、评议等方式,经过系统检测后得出明确结论的定性或定量指标。数据获取的方法和手段要科学,能够体现最重要、最本质和最有代表性的内容,对客观状况的描述越清晰、越简练、越符合实际,科学性就越强。

(二) 系统性原则

系统性原则要求在评估过程中坚持整体观念。开展效果评估必须要用若干指标。这些指标之间是相互联系和相互制约的。有些指标之间存在横向联系,反映不同方面之间的制约关系;有些指标之间有纵向联系,反映不同层次之间的包含关系，同一层次指标间要界限清晰，避免相互干扰。同时，指标的数量要适当，既要避免指标体系过于庞杂，又要避免指标过于简单，要尽量达到指标体系的整体功能最优化，体现出对各方面的统筹兼顾，尽量做到评估结果的客观、全面。

（三）通用性原则

通用性原则要求评估指标能够满足不同时期、不同对象间的比较，即能够满足横向和纵向间不同评估对象的比较。横向比较即不同对象之间的比较，找出共同点，按共同点进行比较。纵向比较即同一对象不同时期之间的比较。这就要求各种指标、各种参数的内涵和外延要保持稳定，用于计算各指标相对值的参考值不变。对于融媒体健康传播评估而言，通用性就要求在构建指标体系的过程中不但要考虑新媒体和传统媒体之间的区别和联系，更要重视两者之间的互动，能够充分体现融媒体健康传播媒介融合的特点。

（四）实用性原则

实用性原则要求评估指标要具有可行性和可操作性。在能够保证评估结果客观、全面的前提下，评估指标体系要尽可能简化，数据要易于获取，信息来源渠道要可靠，并且容易获得。各项评估指标及其计算方法要标准化、规范化，在评估过程中要进行质量控制，确保数据的准确性和可靠性。

（五）综合性原则

任何整体都是由一些个体为特定目的综合而成的。通过融媒体开展健康科普作为一项系统性、综合性极强的活动，是由多种要素、多个部分组合而成的复杂过程。这些要素和个体共同形成结构互联、领域交叉、跨学科的复杂整体。在进行融媒体健康传播效果评估的过程中，必须要坚持综合性原则，从整体上对传播效果进行评估，并且通过开展效果评估，鼓励和引导评估对象向正确的方向和目标发展，最终实现整体水平的提高。

二、融媒体健康传播效果评估的指标

无论何种形式的健康传播材料,开展传播效果评估的目的主要有两个:一是了解健康传播材料的传播效果如何,取得了哪些成绩;二是发现材料中存在的问题,并进行修改调整,以便更加有效地传播健康知识。融媒体健康传播材料与其他形式的传播材料不同,很多情况下能够获得精确的统计数据。因此,开展融媒体健康传播材料的效果评估要充分发挥统计数据的作用,以客观数据为主要评估指标,包括内容生产力指标、用户覆盖力指标、用户互动度指标等。

(一)内容生产力

指融媒体对于信息采、编、发的能力,即将信息内容转化为文字、图片、视频等不同形式并进行传播的能力。内容生产力是融媒体健康传播的核心竞争力,代表了该融媒体的原创能力和创新能力,其具体指标包括信息发布频率、信息发布数量、信息原创率、信息表达形式、爆款数量、内容质量分数等。

信息发布频率:指在某一段时间内,融媒体平均一天信息发布的次数。

信息发布数量:指在某一段时间内,融媒体平均一天信息发布的数量,包括原创信息和转发信息。

信息原创率:指在某一段时间内,融媒体发布的信息中原创信息所占的比重。

信息表达形式数量:指在某一段时间内,融媒体发布的信息中包含表达形式的数量。

爆款数量:指在某一段时间内,融媒体发布的信息中阅读量超过 10 万或成为热点话题的信息数量。

内容质量分数:指外部评估系统对融媒体发布的信息进行质量识别后给出的创作分数,体现平台创作的内容质量。不同外部评估系统的质量评估可能存在很大差异,所评估的分数也可能存在很大差别。

（二）用户覆盖力

指融媒体的传播覆盖能力,包括覆盖平台数、粉丝数量、活跃粉丝数量、订阅量等。

覆盖平台数:指该融媒体覆盖的平台数量(即传播渠道,如微信、微博、客户端、纸媒、广播、电视等媒介)。

粉丝数量:指该媒体在各平台官方账号的粉丝数量和各平台的观众数量,是评估融媒体用户覆盖能力的主要指标之一。

活跃粉丝数量:指粉丝中有活跃行为的用户数量。活跃行为包括在一段时间内有登陆、阅读、评论等使用行为。不同平台对活跃粉丝的定义有所区别。按照时间的不同,可以分为日活跃粉丝、周活跃粉丝或月活跃粉丝。活跃粉丝才是融媒体真正的粉丝,是融媒体价值的最大体现。

订阅量:指订阅融媒体的人数,也是评估融媒体用户覆盖能力的主要指标之一。

（三）用户互动度

指融媒体的受众群体在接收到传播的信息后所产生的互动行为,包括阅读量、评论量、转发量、点赞量、平均阅读时间等。

阅读量:指一篇信息的阅读数量。阅读量直观地反映了目标人群接收到信息的数量。目前常用的融媒体平台,如微信、微博、手机 APP 等,都可以通过后台查看信息的阅读量。

评论量:指一篇信息的评论数量。与阅读量相比,目标人群的评论反映了参与健康传播的程度。评论量越高,说明目标人群的互动性越强,越能说明信息对目标人群产生了影响。除了对评论量进行统计外,还可以对评论的内容进行统计分析,了解目标人群对信息的意见、态度、建议等,从而为修改内容提供参考。同样,评论量和评论内容也可以通过后台查看。

转发量:目标人群主动对发布的信息进行转发的数量,说明发布的信息对目标人群是有价值和参考意义的,有助于扩大信息的影响力。转发量是融媒体健康传播评估的重要指标。在对转发量进行统计时,要格外关注粉丝数量超过 10 万的账号的转发。因为这些账号的转发会显著增加信息的覆盖范围,传播效果也会更佳。

阅读率：指粉丝中阅读所发布信息的人数占粉丝总数量的比例，可以据此推算出信息大致的影响范围。

评论率：指评论量与阅读量的比值，反映了阅读信息的用户参与讨论的情况。评论率越高，说明用户的参与度越高，对用户的影响力越大。

转发率：指转发量与阅读量的比值，反映了用户主动分享的意愿。转发率越高说明信息的传播效果越好，影响范围越大。

（四）主体美誉度

美誉度本来是一个管理学术语，指一个组织或个体获得公众信任、好感、接纳和欢迎的程度，是评价组织或个体声誉好坏的社会指标，侧重于"质"的评价，即组织或个体社会影响的美丑、好坏。在融媒体阶段，主体的美誉度可以理解为受众对融媒体发布信息的接受程度。这受到传播者的权威性、受众的关注度等因素的影响。目前，许多融媒体平台都开启了"实名认证""专业认证""大V"等认证机制。通过这些可以从一个方面了解某个融媒体账号主体的美誉度。但这些平台的认证往往只能反映社会评价的一个方面。若要全面了解某个融媒体账号的美誉度，还需要开展专项的评估。通过访谈、调查问卷等形式，从多个方面进行评估，才能得到真实的美誉度结果。

（五）社会引导力与推动力

社会引导力和推动力就是要求融媒体在进行信息传播的时候，坚持正确的舆论导向，在繁纷复杂的舆论空间里，通过输出积极的、建设性的内容，推动社会进步，增加社会活力和改革创新的奋斗动力，坚持与时代同呼吸，与国家共命运，成为网络舆论场甚至社会舆论场的积极引领者，弘扬社会主旋律，并最终成为社会发展的积极参与者和建设者。

三、融媒体健康传播效果评估的步骤与方法

信息社会每天都会产生海量数据。如果将所有产生的数据都进行收集、挖

据和分析,会大大降低工作效率,造成资源浪费,既无必要也不现实。因此,在进行融媒体健康传播效果评估时,必须有目的、有方法地收集、挖掘和分析数据,真正发挥效果评估的作用,督促融媒体健康传播的进步。

(一)融媒体健康传播效果评估的步骤

1. 确立评估目标

任何健康传播都有其预期。效果评估的目标就是检验传播效果是否符合预期。因此在制定融媒体健康传播效果评估的目标时,一定要提炼出需要解决的具体问题,然后找到问题的关键点,根据这些关键点,明确评估目标。评估目标一定要清晰、准确,且具有操作性。模糊、不明确的分析目标,会导致无目的的数据采集,降低评估的有效性。

2. 确定评估维度和指标

评估目标确立后,评估人员要根据目标确定相应的评估维度和指标。评估维度可以从信息发布、传播渠道等进行确定;相关指标可以从前文提供的指标中进行选择。

3. 数据收集、处理和分析

评估维度和指标确定后,就要开始收集数据。不同的评估指标对数据的需求有所不同。因此在收集数据阶段,需要把评估指标对应的全部数据收集齐全。大部分融媒体平台在后台管理中都设置了数据统计功能,可以获取部分数据。某些第三方工具也提供了数据统计功能。对于一些特殊用途的数据,在管理后台和第三方工具无法获取的情况下,需要工作人员手动统计获得。通常情况下,初步获取的数据往往无法直接使用,需要进行数据清洗,检查数据的一致性,剔除无效数据,处理异常值或缺失值等。数据清洗完成后,就可以利用统计学方法对数据进行统计分析,包括点击量、阅读量、转发量等,必要的时候可以制定数据分析方案,以充分挖掘数据的价值。

4. 撰写评估分析报告

数据分析完成后,就可以撰写数据分析报告。这是对整个数据分析成果的展现。一份好的数据分析报告,需要图文并茂、层次分明,能够把数据分析的目的、过程、结果完整、清晰地展现给读者。评估分析报告需要有明确的结论、建议和解决方案,能够发现问题、解决问题,为后续工作提出建设性意见,否则算不上一份好的评估分析报告。

5. 结果反馈与使用

开展效果评估的最终目的是促进健康传播工作的进一步发展,因此,评估的最终结果、结论和改进建议需要一并反馈给委托方,并获得委托方的认可,改进工作方式方法。否则,评估就没有达到目的,或者说是一项失败的评估。

(二) 融媒体健康传播效果评估的方法

1. 直接评判法

直接评判法依据经验直接判断数据的好与坏,通常用于内部对运营状况的评估,如近期阅读数是否下降、文章推送量是否正常等。使用直接评判法分析数据,需要分析人员必须有丰富的融媒体运营经验,能够对阅读量等信息有正确的评估能力,并且要求分析的数据足够直观,可以直接代表某个数值的优劣。

2. 对比分析法

对比分析法是将两组或两组以上的数据进行对比,分析差异进而揭示数据背后的规律。对比分析法分为横向分析和纵向分析,横向分析是指同一时间段不同指标的对比,纵向分析是指不同时间段同一指标的对比。通过对比分析,可以了解融媒体目前的运营水平,总结优、缺点。优点要继续保持,缺点要调整改变。故对比分析法更适用于对运营质量的考核。

3. 分组分析法

分组分析法就是通过一定的指标,将分析对象进行分组并计算和分析,以便深入了解要分析对象的不同特征、性质及相互关系的方法。分组分析法需要遵循相互独立、完全穷尽的枚举分析法原则,即分组之间不能有交叉、组别之间必须具有明显差异化,每个数据只能归属于某一组,分组中不能遗漏任何数据,确保数据最终完整性,每个组别都可以容纳下所有的数据。

4. 结构分析法

结构分析法是在统计分组的基础上,将组内数据与总体数据进行对比的分析方法,属于相对指标。

5. 平均分析法

平均分析法是用平均数来衡量总体在一定时间和地点条件下某一数据的一般水平。平均数据比总量数据更具说服力,能够帮助运营方预测发展规律和趋势。

6. 综合评价法

随着信息技术的发展,在融媒体健康传播的过程中,可以用不同指标对不同层面的传播效果进行描述,但不容易全面和综合地分析传播效果。这时候就需要用到综合评价法。综合评价法就是对一个复杂系统的多个指标进行总评价的方法,即依据多个指标评价对象。综合评价法不是多个指标的简单相加或平均,而是通过对指标的分析,分清主次,抓住主要指标,剔除次要指标,通过建立综合评价模型,对传播效果进行评估。常用的综合评价方法有层次分析法、TOPSIS法等。

当前,许多机构和融媒体平台推出了各种各样的排行榜。这些榜单本质上都是传播效果的综合评估方法。不同的榜单侧重点不同,采样的指标体系和指标权重也有差异。如中国疾控中心发布的《疾控机构微信公众号传播影响力排行榜》,就是以微信为基础,通过阅读数、点赞数、转发数、评论数等,借助专家测算的指标,对文章、事件、媒体的综合影响力进行定量评估,最终评价相关机构的网络传播力。这些排行榜大多建立了各自的数学模型,通过自动量纲归一化、自动计算权重系数等,减少人为因素的影响,力求得到最客观的结果,这也是融媒体健康传播评估的未来发展趋势。

—— 案例 1 ——

突发公共卫生事件下健康科普的传播效果研究

随着社会发展,健康传播呈现出了不同的特点,包括传播渠道的迭代,形成渠道互联网化格局;健康信息来源的摇摆与不稳定、各类突发公共卫生事件的突发性、传染性和不可预测性导致了传播受众心理的高度不确定性,容易短时间内造成舆论蓄积;网络健康传播主体激增成为一把双刃剑,在提升公众健康意识的同时,过载的健康信息也可能使得公众焦虑加剧甚至引发心理健康问题。而传播效果的产生是一个复杂的社会过程,信息从发出到受众接受需经过多个环节,每个环节或因素都可能影响传播效果,尤其在突发公共卫生事件下,以短视频为代表的新媒体,呈现出高爆发、长热度、短周期的特征,在此特征下,传播主体本身的权威性、可信度和专业性都会对健康传播效果带来较大的影响。因此,对突发公共卫生事件下传播效果评估的核心点主要体现在时效性和精准性上。时效性主要指是否做到了快速反应,是否在传播速度和广度上跑赢了舆情的传播效率;精准性主要体现在传播内容和形式是否满足了公众当下最迫切的健康科普知识需求,是否提升了公众的健康意识并愿意遵从和采取有利于健康的行为。

突发公共卫生事件下的效果评估需要做到快速、精准,采用确立评估目标、确立评估维度和指标、确立评估方法及对象、执行评估 4 个步骤,分别对传播主体和受众开展评价。

一、针对传播主体自身的评价

首先,确立评估目标,通过对事件发生期间健康传播材料的内容生产、发布、推广进行全过程评价,进而了解发放渠道是否通畅有效,制作的内容是否与大众的认知与健康需求匹配,信息是否被合理、切实、高效地进行传播,各渠道媒介健康传播的广度、信度和影响力如何等内容,主要从内容生产力、内容竞争力、内容品质三个维度进行分析,并根据不同传播介质采用不同的评估方法进行。针对内容文本的评价,核心要点包含7个特性,即内容原创性、基于证据的科学性、语言表达的通俗性、整体设计的艺术性、行为建议的导向性、内容信息的时效性、基于文化的创新性。针对传播渠道的影响力,其核心要点包括内容的产量、内容的原创率、阅读和转发量。主要采用的评估方法包括:①利用美国CDC对于健康教育传播材料的量表对所有不同素材的传播材料的样本进行评分。问卷测量条目包括主要信息和号召性用语是否被呈现和强调,语言是否容易被受众接受,健康材料文本格式上是否符合规范,如是否使用规范的项目符号,最重要的信息是否在材料的第一段或第一部分有所总结,对于不确定的陈述是否有科学合理解释,是否包括行为建议及指导。该项评价由研究小组完成;②通过专家评分对不同素材的传播材料的样本进行评分,同时通过专家访谈请他们对传播材料的专业性、时效性进行评估并给出未来应对突发公共卫生事件的建议和对策。在这一环节,将强调学科交叉和融合,邀请来自公共卫生学、传播学、心理学、社会学领域的专家对不同素材的传播材料样本进行评分和访谈。在专家评分环节,针对折页和海报类纸质材料,分为内容评价和设计评价两个一级指标。其中内容评价方面分为内容科学准确、文字通俗易懂、有明确的行为建议、一个段落只围绕一个主题进行描述4个核心二级指标。设计评价方面包括布局合理、色彩和谐、板块清晰、核心内容突出、文字与底色对比度清晰、字号大小合适、插图与内容相关并有自明性8个核心二级指标。针对视频类传播材料,一级指标分为可读性、科学性和趣味性三个。可读性方面包括画质清晰、配有字幕、层次清楚、段落分明、详略得当、快慢适当、核心信息突出、没有生僻专业术语、使用受众熟悉场景、配音清晰声音流畅10个指标;科学性方面主要包括内容没有争议性、表达准确无歧义、表述有逻辑性三个指标;趣味性方面包括标题有吸引力、不同角色使用不同配音、运用流行元素3个指标。针对微信类公众号的评估方式,在参考视频类材料的基础上着重强调了对材料可读性和易懂性的评价,即是否将深奥晦涩的科学常识与医学知识转化成大众容易理解与接受的方式进行传播。

在专家访谈环节,采用个人深入访谈的方式,对专家开展关于传播内容、传播目标等内容的访谈,就传播材料本身的内容和设计开展评估,主要评价维度包括:信息科学性、信息表达力、信息的精准性和实用性、材料的吸引力、传播效果评估等。

二、针对传播受众的评价

主要从受众健康需求评估和对受众的传播效果评估两方面展开,采用定量与定性相结合的研究方法。其中,问卷调查法可通过数据和图表客观描述受众的情况,但也不可避免地损失了很多主观信息。因此,还需辅以访谈法进行调查研究。访谈法是一种定性的研究方法。访谈的形式多样,既可以是一对一的单独访谈,也可以是一对多的焦点组访谈。访谈以开放式问题为主,目的在于对问卷调查的内容进行进一步的补充和丰富。

当今全媒体的健康传播形态，是在信息、通讯、网络技术快速发展条件下呈现出的各种新旧媒体形态，包括报纸、广播、电视、网络媒体、手机端等，借助文字、图像、动画、音频和视频等各种表现手段，进行深度融合，产生的一种新的、开放的、不断兼容并蓄的媒介传播形态和运营模式。该模式具有开放性、共存性、交互性等特点，信息传播量大、传播速度快，而针对受众则表现为超细分服务。实现超细分服务的前提是需要精准地了解受众的健康需求，通过了解不同人群的需求偏好、健康知识知晓情况、健康信息获取渠道，从而实现健康科普的精准触达。针对受众需求评估的一级指标包括健康信息内容、健康信息获取渠道、健康传播形式、日常主要获取健康信息的传播介质、信息使用习惯。例如，通过对上海市中小学生群体健康信息需求和使用习惯调查发现，该群体更倾向于生动、互动地传播形式，而家长、老师及医疗工作者对他们的影响最大。因此，对于该群体需充分发挥融媒体优势，利用短视频打破传统的静态文字文本传播方式，注重视觉与听觉的配合，增强视觉冲击性，使得健康知识和健康信息的传递更加具有直观性。同时发挥医生等专业人员的影响力和带动作用，创新传播形式，增加交互机会，切实提升中小学生健康传播的效果。

在健康传播效果评估方面，需认识到健康传播对个体健康的改善是通过提升个体的健康素养进而提高自我效能从而开始采纳或固化健康行为的过程。在这个过程中，个人对健康信息的了解和接受度、对健康的诉求、人际健康信息的互动传播、组织传播以及社会环境的影响都与健康传播的有效性息息相关。在突发公共卫生事件下，需围绕公众的认知、态度、行为三个层面确立健康传播目的，调查研究的假设维度包括：是否能够通过健康传播显著地影响受众的认知，让公众对该传染病有一个科学认知，降低公众焦虑、紧张的情绪；是否能够提升公众采纳健康行为的意愿；是否能够促使大多数受众采纳正确的防控措施以减少自身被感染的风险。在设计调查问卷时，应包含三个方面的问题：在认知方面，包括公众对事件的了解程度，对自身预防方式的了解程度，对政府疫情防控措施的了解程度；在态度方面，包括公众对突发公共卫生事件的恐慌和焦虑程度，对于政府部门和媒体传播信息的信任度,对官方提出的行为倡导的态度与采纳相关行为的信念;在行为方面,包括公众是否有切实采取措施减少被感染的概率,是否在采取健康行为中有存在的障碍。我们通过调查发现,在健康传播中增加针对性和互动性的传播设计,比如通过卫生热线收集社情民意,在上海发布、阿基米德、腾讯视频、抖音短视频等各个线上平台以及新闻发布会上以科普问答的形式开展互动,在提升市民健康行为方面取得了很好的效果。这提示我们健康传播应该重视与市民之间线上线下的互动与交流,变单向为双向,变宣传为沟通,让科学的健康理念更加深入人心。

───── 案例2 ─────

2020年上海市新媒体健康科普效果评估

　　本案例对2020年1月1日至2020年12月31日期间上海市新媒体健康科普的传播状况进行回顾性研究,运用大数据采集、文本分析与案例研究相结合的方法,全面评估上海市健康科普信息发布与宣传情况,对上海市各区、各机构、各媒体等平台和各时间维度的发布情况进行总结,了解健康科普宣传的经验与成效,同时分析目前存在的问题和潜在的风险。

　　在对新媒体健康科普传播的效果评估中,本案例首先从季度回溯的时间维度出发,回顾2020年不同时间阶段、不同事件发生时,健康科普传播的特色及不同媒介和主体的传播趋势、占比以及变化。案例利用平滑线图、饼状图、柱状图等图表形式直观地展示出健康科普传播的高潮与低谷和疾病发生的季节、人员流动高峰和政策动向密不可分。在自媒体、融媒体盛行的时代背景下,“新媒体”的出现使得健康传播产生了与公众之间的双向互动。这种互动使得具有相似、相同观点的人群之间形成感情黏性,加入到“意见领袖(key opinion leader)”分享和讨论中去的可能性增加。由此可以得出,健康科普更要紧抓时机,在可预测的周期性传染病、寒暑假、国定假日等关键节点,运用多元媒体形式向大众输出健康信息,充分发挥健康传播的公共性和公益性特点。

此外,本案例通过全年回顾分析不同传播主体和不同媒体的科普影响力,总结出了上海市健康科普传播遇到的共性问题:①原创内容和传播力度有待提升;②传播主体与读者间的互动性有待提高;③运营模式和便民服务能力有待改善。医疗卫生机构是产生健康科普内容的天然宝库,应当充分发挥医疗机构的专业优势,依靠专业人员的专业技能,利用新媒体技术向社会公众传播健康知识,对提高居民健康素养起到关键作用。本案例中举例了优秀医学类自媒体达人"子琳为您读健康"为健康科普做出的4点总结:①明确亟需科普的健康选题;②选择引人入胜的切入点;③将晦涩难懂的医学知识转化为公众易接受的形式;④撰写艺术性的标题从而获得读者关注。因此,虽然目前的健康科普传播还有很多难点亟需突破,但新媒体时代带来的机遇也为健康科普创造时机。卫生健康传播者应当及时学习新的传播方式和传播媒介使用方法,将健康知识送到大众面前。医学健康科普充分利用新媒体时代的大数据优势,借力数据调研对现有的用户习惯、实时热点、传播形式进行总结,从而进一步提高传播效率。

参考文献

［1］方积乾.卫生统计学(第5版)[M].北京:人民卫生出版社,2004.

［2］郭天力,于欣平.新媒体平台上健康传播材料的构思与设计[J].中国健康教育,2015,31(6):615-616,623.

［3］侯震,童惟依,池慧,等.自媒体环境下健康信息传播的特征[J].中华医学图书情报杂志,2018,27(11):5.

［4］胡耀月,秦旭剑.新媒体时代字体设计的变化[J].新媒体研究,2018,(18):113-114.

［5］胡钰,张进宝.新媒体传播中的优质内容:生产与评价[J].青年记者,2018,2(上):11-13.

［6］黄征宇,张梦婷.自媒体时代公立医院开展健康科普实践与思考[J].中国健康教育,2021,(9):37.

［7］李玮.跨媒体·全媒体·融媒体——媒体融合相关概念变迁与实践演进[J].新闻与写作,2017(6):38-40.

［8］李翔.新媒体时代下视频制作与传播[J].电脑知识与技术,2018,14(18):200-201.

［9］刘海明,贾梦琪.微信拉票困境:人际传播与伦理心态的当代转型[J].传媒观察,2022,

(6):9.

[10] 刘夏楠. 短视频在健康传播领域的应用[J]. 新媒体研究,2018,4(14):132-133.

[11] 刘逍潇. 短视频 APP 的发展现状与对策分析[D]. 南昌:江西师范大学,2017:8.

[12] 刘亚娟,展江. 国民"保命大神"如何发声?——疫情中医学意见领袖的支配角色与多重身份分析[J]. 新闻界,2020,(5):13.

[13] 母发荣. 融媒体时代下对"内容为王"的再思考[J]. 新闻研究导刊,2019,10(12):1,20.

[14] 秋叶. 新媒体数据分析概念、工具、方法[M]. 北京:人民邮电出版社,2017.

[15] 沈正赋. 新媒体时代传播力的影响要素及其建构路径[J]. 新闻战线,2018,7(上):37-40.

[16] 宋倩雯,李近. 自媒体时代健康科普的有效传播——以科普类自媒体"小大夫漫画"和"混子曰"为例[J]. 新媒体研究,2020,6(6):6-9.

[17] 孙源樵,戴燕燕,贾晓娴,等. 新型冠状病毒肺炎疫情中上海媒体健康科普报道时效性分析[J]. 上海预防医学,2021,(12):33.

[18] 田秋野,郭岩岩,张广明. 新媒体视角下医院构建和谐医患关系探讨[J]. 中国医院管理,2019,39(6):60-61.

[19] 王帆,傅华. 公共卫生视野下的健康传播及其效果评价[J]. 健康教育与健康促进,2018,13(5):381-382,385.

[20] 王涵,张丹丹. 融媒体时代下数字化宣传的表征、形式与策略[J]. 皖西学院学报,2021,37(1):104-108.

[21] 王棱仪. 公共卫生宣传中信息图形的运用[D]. 成都:西南交通大学,2019:10-18.

[22] 王正禹,梁雅丽,曹世超,等. 健康中国——基于大数据的可视化分析平台[J]. 电脑知识与技术,2021,17(20):31-33.

[23] 吴绮丽. 新媒体背景下媒体传播效果评估指标体系及方法论[J]. 环球首映,2020,(8):44-45.

[24] 许艺凡,马冠生. 新媒体在健康传播中的作用及评估[J]. 中国健康教育,2018,34(1):5.

[25] 许艺凡,马冠生. 新媒体在健康传播中的作用及评估[J]. 中国健康教育,2018,34(1):62-66.

[26] 张成良. 融媒体传播能力与效果评估的实证研究[EB/OL]. http://media.people.com.cn/n1/2018/0124/c416771-29784049.html.

[27] 张欣. 抖音健康类短视频的问题及优化路径分析[J]. 新媒体研究,2020,6(15):123-125.

[28] 赵晴,倪业鹏. 基于模糊层次分析法的融媒体传播能力评价研究[J]. 中国传媒技术,2021,(2):26-30.

[29] 中国疾控中心. 疾控机构微信公众号传播影响力排行榜(2022 年 8 月)[EB/OL]. https://baijiahao.baidu.com/s? id=1743651133590416008&wfr=spider&for=pc.

[30] 周银燕,张燕翔. 科普信息图设计研究[J]. 科普研究,2019,(3):5-11.

[31] SMICIKLAS M. The power of infographics: using pictures to communicate and connect with your audiences [M]. Indianapolis: Que Publishing, 2012.

第十一章

健康传播材料评估展望

一、当前健康传播的特点

（一）信息生成传播更加规范

为了引导并规范全国健康科普工作广泛、深入、可持续开展，原国家卫生和计划生育委员会于2015年发布了《健康科普信息生成与传播技术指南（试行）》，对健康科普信息的生成、传播等流程提出了规范化的要求，进一步推进了健康传播工作的规范化发展。此外，为进一步明确健康科普知识发布、传播与监管的主体和职责，规范健康科普知识发布和传播机制，国家卫生健康委员会、中央宣传部、中央网信办等9部委于2022年联合发布了《关于建立健全全媒体健康科普知识发布和传播机制的指导意见》，进一步规范了健康科普知识发布和传播的相关要求，为持续提升健康科普知识的质量，推进健康科普服务高质量发展奠定了良好基础。

（二）传播内容要求更加精准

近年来，移动终端的迅猛发展，为健康传播的精准化发展奠定了良好基础，健康传播的主题逐渐向细分化、精细化方向延伸。国内外健康传播领域关注的热点健康话题，既有对传统的艾滋病、疫苗、饮食、心理健康等话题的补充研究，也有和埃博拉等新增全球舆论热点相关的健康促进与疾病预防研究,以及针对肥胖/运动/身体形象等健康生活方式相关的研究。健康科普叠加互联网优势,构建了健康科普信息的多向循环,一方面有助于筛选出权威、优质的健康科普内容,并进行精准推送,同时也能够将用户的需求习惯反馈给健康科普工作者,从而进一步优化健康科普内容。

(三)传播渠道形式更加多元

当前健康传播渠道呈现新老传播形式共存的局面。传统的健康教育多以集中授课、宣传义诊、派发宣传单、张贴宣传栏等方式进行,并通过报纸、杂志、广播电视等进行宣传。随着互联网技术的不断发展,新媒体正以其互动性强、传播效率高、传播速度快、普及率高、形式多样、个性化强等优势,受到越来越多用户的青睐。微博、微信公众号等新媒体社交平台已经成为人们日常获取健康信息的主要渠道。利用传统媒体与新媒体的融合,充分发挥二次传播的效力,是实现立体传播、拓展健康科普广度的手段,也是夯实健康传播的群众基础、扩大传播覆盖面的策略。全媒体时代的健康传播不断向场景化、便捷化转变,做到随处可得、触手可及。健康传播的形式也更加多元化,越来越多的团队和个人通过图文、短视频、直播、游戏等多种形式输出专业知识内容,以大众喜闻乐见的方式开展科普,让健康科普更好地渗透进大众日常生活,提升全民健康素养。

二、健康传播材料的发展趋势

(一)传播内容的精细化

在媒体融合发展背景下,健康传播要从内容到形式上创新,用新的技术手段、新的思维意识来做更高效的传播。内容方面,要根据大数据的统计来重点关注人民群众最为关注的健康话题和最想了解的健康知识。形式方面,要掌握传播规律,积极创新传播方式,争取使信息传播方式及内容适合不同的社会群体,以发挥更大的传播优势,创造更好的健康传播效果。将传统媒体报纸、广播、电视宣传片等,与新媒体平台,如抖音、微信等各类平台打通,进行有效的联动与聚合,实现资源整合,形成流动性的传播和立体的传播矩阵,最终聚焦于公众关注的健康热点,产生同频共振的效果,体现多样性、融合性、互动性的特色,对拓展健康科普的广度、提升健康传播的精度,从而提高公众对健康的认知具有推进作用和现实意义。

(二) 健康知识的图像视频化

随着新媒体技术的发展,人们可以通过文字、图片、视频、音频等方式,生产传播信息。健康知识传播也逐渐由单纯的文字转向图片、视频、音频这种多媒体的形式转化。在读图时代,图像视频等呈现方式能够降低人们的阅读门槛,从而使得健康知识的传播影响范围更大。越来越多的新媒体平台使用图文结合以及以视频的方式来进行健康知识的传播。这就使得其将艰涩难懂的健康知识转化为通俗易懂的健康知识,从而促进大众对于健康知识的理解。

(三) 传播呈现形式趣味化

相关研究普遍认为受众在娱乐的环境中能更容易接受健康信息。漫画、视频是娱乐教育的经典形式。互联网等技术的新变化也为娱乐教育带来更多的可能性。健康传播学者近年来倾向于将娱乐教育与艺术相结合,以寻求更有效的健康传播策略。我们也可以看出,当下许多健康信息的传播者会通过一些语言上的幽默以及图形上的夸张来完成健康信息的呈现,突出健康知识的趣味性。越来越多的团队和个人通过图文、短视频、直播、游戏等多种形式输出专业知识内容,以大众喜闻乐见的方式开展医学科普,在传播健康知识的同时,也不断吸引受众,提升受众对健康知识的认同感,从而主动进行分享,扩大健康知识的影响力。

三、健康传播材料的评估展望

(一) 评估传播内容的准确性

健康传播资料的开发和评估要立足于全媒体的布局和传播需求,围绕常见疾病和各类各年龄段人群主要健康问题,规划重点科普主题,结合不同类别的传播渠道,有针对性地开发各种形式的传播材料,不断扩大传播范围,让不同年龄、不同职业、不同文化水平的受众能够随时随地接收相关健康科普知识,达到预期的传播效果。要评估健康传播材料内容的准确性,需要深入了解和掌握全人群的健康状况。通过加强健康医疗大数据应用体系建设,推进基于区域人口健康信息平台的医疗健康大数据开放共享、深度挖掘和广泛应用;通过人工智能数据分析,找出疾病易感因素,绘制健康曲线,从而在实现智能健康风险预警的同时,结合其健康信息需求分析,实现健康科普信息的精准推送。

(二) 评估传播形式的适宜性

随着移动互联网健康传播的快速发展,现有健康传播材料的呈现方式是否适合智能手机、平板电脑等移动终端的阅读,就成为必须要关注的问题。只有使健康传播材料的呈现方式适合移动终端的阅读,才能发挥移动互联网健康传播的最大效果。要了解现行健康信息传播方式与公众需求的契合度,可通过开展全媒体的精准健康传播策略研究,提炼和总结政府部门、专业机构、媒体的健康信息传播特征以及市民健康信息获取情况与传播效果,从而了解全媒体下不同人群健康传播效果特征、对于健康信息的需求特点和主要影响因素,为健康科普在公众定位、内容设置、传播推广等方面提供理论基础。

(三) 评估传播主体的影响力

媒体融合背景下,传播主体往往通过多种渠道和平台开展健康信息的传播。如何将不同渠道和终端的数据进行整合一直是评估传播效果的难点。因为各方数据不同源不同结构且存在数据孤岛的问题,因而往往采用构建指标体系模型的方式将各渠道、终端的传播效果结合在一起进行综合评价。建立传播效果评估指标体系的路径,目前主要是通过抓取网络公开数据来建立模型。学界和业界均已有不少相关的研究。如对新媒体传播影响力的评价等,抓取数据一般包括阅读量、点赞量、转发量等,也可考虑同时获取线下的健康传播相关数据,从而对传播主体的影响力进行全方位的综合评估。

(四) 评估方法和手段的多元性

基于当前健康传播的特点和趋势,健康传播材料的评估方法和手段也应趋于多元化。应充分发挥大数据思维,对互联网平台上的相关传播数据进行收集、分析和处理,从而对受众进行系统的分析,以满足其个性化的信息需求。专业人员也可以充分利用线上、线下资源开展传播需求和效果的调查评估,如通过专业机构的公众号发布网上问卷调查了解健康传播效果,从而实现快速且多维度的调查。通过调查帮助传播主体在事件迅速发展变化下,了解公众相关健康知识的掌握情况,感知公众所需要的健康信息,及时地了解当前的传播内容、形式等是否与公众的需求相契合,继而针对薄弱环节迅速地对传播内容和途径进行调整。但需要注意的是,单一地依赖于网络调查无法准确、及时地获取所有受众群体的反馈和需求,可以考虑结合线下调查、电话调查等多种途径开展。

参考文献

[1] 董健,唐文娟等. 医学科普基础与实践[M]. 上海:上海科学技术出版社,2021.
[2] 金兼斌,江苏佳,陈安繁,等. 新媒体平台上的科学传播效果:基于微信公众号的研究[J]. 中国地质大学学报:社会科学版,2017,17(2):13.
[3] 李长宁. 健康传播材料制作与评价[M]. 北京:人民卫生出版社,2018.
[4] 苏婧,李智宇. 超越想象的贫瘠:近年来海内外健康传播研究趋势及对比[J]. 全球传媒学刊,2019,(3):30.
[5] 唐文娟. 突发公共卫生事件健康科普策略与实践[M]. 上海:上海科学技术出版社,2022.
[6] 周勇,赵璇. 融媒体环境下视听传播效果评估的指标体系建构——基于 VAR 模型的大数据计算及分析[J]. 国际新闻界,2017,39(10):125-148.

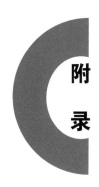

附录

卫生健康相关纪念日

1 月

世界防治麻风病日（1 月的最后一个
星期日）

2 月

世界抗癌日（02·04）

3 月

国际爱耳日（03·03）

世界青光眼日（03·06）

世界肾脏病日（3 月的第二个星期四）

世界睡眠日（03·21）

世界防治结核病日（03·24）

全国中小学生安全教育日（3 月最后
一周的星期一）

4 月

爱国卫生月（4 月）

世界卫生日（04·07）

世界帕金森病日（04·11）

全国肿瘤防治宣传周（04·15～04·21）

世界血友病日（04·17）

全国儿童预防接种宣传日（04·25）

世界防治疟疾日（04·25）

职业病防治法宣传周（04·25～05·01）

5 月

世界哮喘日（5 月的第一个星期二）

世界红十字日（05·08）

国际护士节（05·12）

防灾减灾日（05·12）

防治碘缺乏病日（05·15）

国际家庭日(05·15)

世界高血压日(05·17)

世界家庭医生日(05·19)

全国母乳喂养宣传日(05·20)

中国学生营养日(05·20)

上海科技节(5月的第三周)

饮用水卫生宣传周(5月的第三周)

全民营养周(5月的第三周)

世界无烟日(05·31)

6 月

世界环境日(06·05)

全国爱眼日(06·06)

世界献血者日(06·14)

食品安全宣传周(6月的第三周)

国际禁毒日(06·26)

全国科普行动日(06·29)

7 月

全国核应急宣传周(7月的第一周)

世界人口日(07·11)

国际自我保健日(07·24)

世界肝炎日(07·28)

8 月

世界母乳喂养周(08·01～08·07)

全民健身日(08·08)

中国医师节(08·19)

9 月

全民健康生活方式行动日(09·01)

世界预防自杀日(09·10)

全国爱牙日(09·20)

世界阿尔茨海默病日(09·21)

世界狂犬病日(09·28)

国际聋人日(9月的第四个星期日)

10 月

全国高血压日(10·08)

精神卫生日(10·10)

世界镇痛日(10月的第三个星期一)

世界关节炎日(10·12)

全球洗手日(10·15)

世界骨质疏松日(10·20)

世界男性健康日(10·28)

世界卒中日(10·29)

11 月

世界防治糖尿病日(11·14)

世界厕所日(11·19)

世界慢阻肺日(11月的第三个星期三)

12 月

世界艾滋病日(12·01)

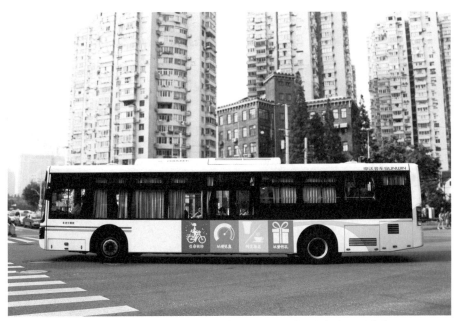

彩图1　上海市徐汇区"西岸·徐汇·慢生活"巴士车身公益广告

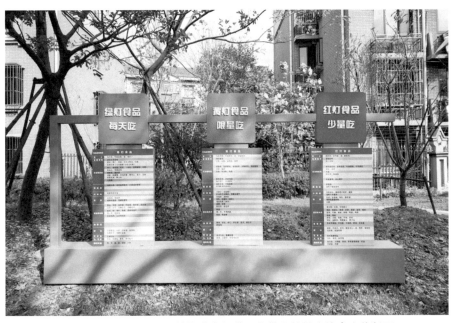

彩图2　上海市松江区某街道人行道绿化带上的健康饮食宣传版面

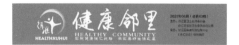
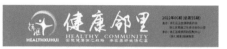
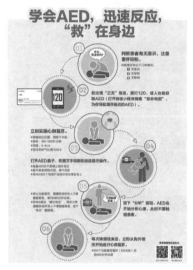
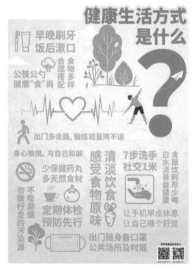

彩图3　上海市徐汇区卫生健康委员会主办的《健康邻里》公益海报

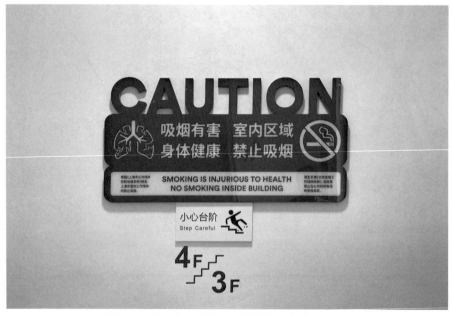

彩图4　上海市徐汇区某公司楼梯内的健康宣传标语

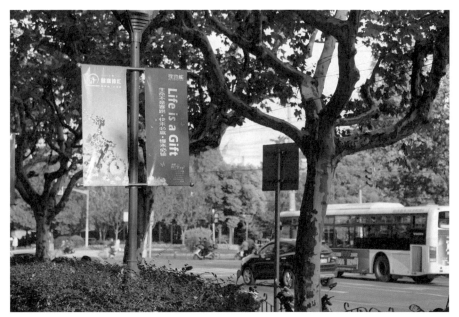

彩图5　上海市徐汇区某商圈沿街道旗上的健康宣传标语

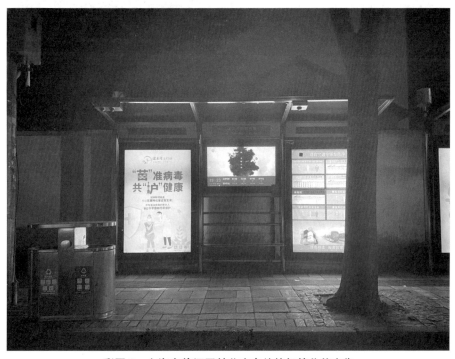

彩图6　上海市徐汇区某公交车站的灯箱公益广告

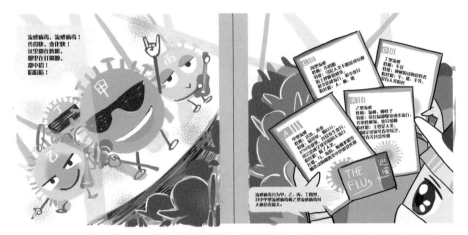

彩图 7　上海市徐汇区疾病预防控制中心主编图书《疾控小姐姐的儿童国征战记》

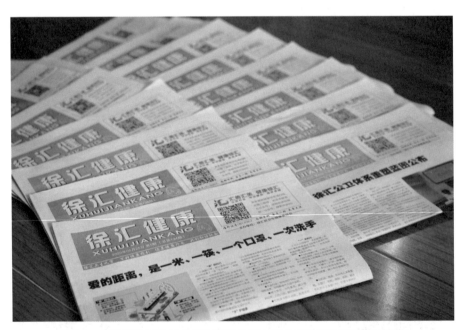

彩图 8　上海市徐汇区卫生健康委员会主办的公益健康报纸《徐汇健康》

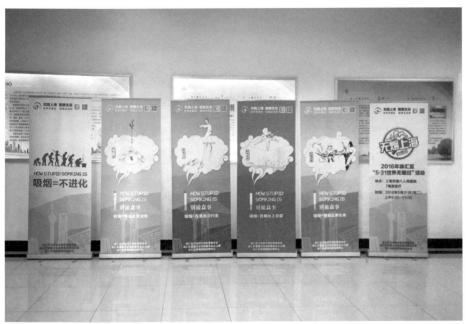

彩图9　吸烟危害宣传展架(上海市传播设计大赛获奖作品)

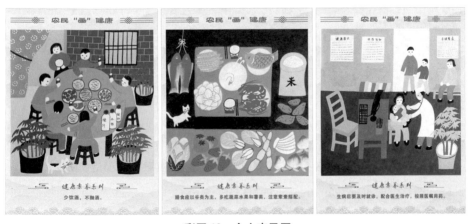

彩图10　金山农民画

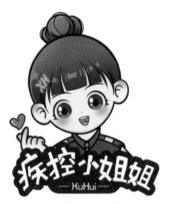
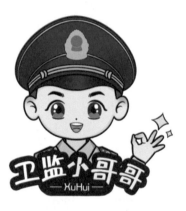

彩图 11　上海市徐汇区疾病预防控制中心(上海市徐汇区卫生健康监督所)
　　　　 "疾控小姐姐"和"卫监小哥哥"卡通形象

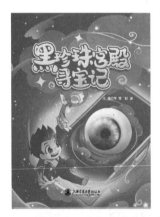
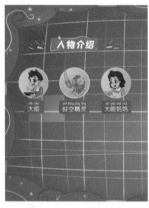
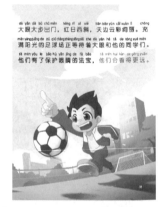

彩图 12　上海市嘉定区疾病预防控制中心主编《黑珍珠宫殿寻宝记》近视防控绘本